觀手知健康

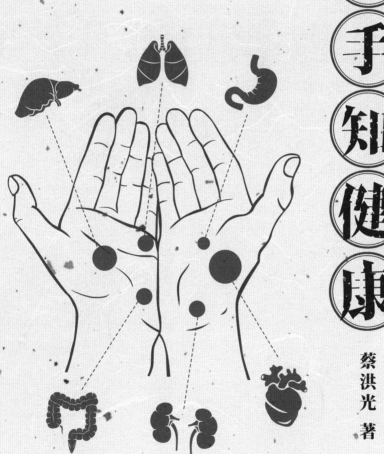
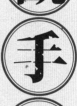
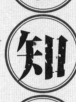
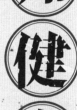
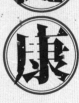

蔡洪光 著

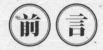

前言

一個種蓮藕的能手，被問到蓮藕一般有多少個孔時，竟然不知道。

一個瞎子上樓回家，雖然看不到家門，但是卻心中有數，絕不會走錯。

在日常生活中，許多生活的現象、身體的變化，大多數人都無意去留心，錯過了許多寶貴的治療機會，最終造成大錯。

所以世界衛生組織的秘書長講過一句名言：人不是死於疾病而是死於無知，許多人的病就是因為瞭解自己太少了。

人的一生中，不管是必然還是偶然，幾乎都有預感應驗的事情發生。預感是什麼？就是身體和意識在敏感時，能接受到未來要發生的事情。未來要發生的一切事情，其實都有能量、信息發射出來的。身體和意識，其實也會受到影響。問題在於人們是否敏感、是否認識、是否發現，而手正如天線一樣，首先接受着未來的能量和信息。對於數以千萬計的小能量、信息，因為其影響不大，人們可能較難分辨。對於那些對人身體影響較大的能量、信息，我們是一定能從手上看出來的。

正如植物一樣，當觀察到樹上的葉子枯萎了的時候，人們都會想到可能是樹根缺水，都會趕快澆水。手就像一棵樹上的枝條和葉子，由於血液循環極為豐富，微循環密集，末梢神經集中，加上它又是人體全身臟腑的一個全息縮影，所以能最敏感地反映人體臟腑組織器官的生理、病理狀況。

疾病與健康之間沒有一條準確而恰當的界限，這是因為人體有很強的適應能力和忍受能力，所以很容易把已經存在的疾病掩蓋了。事實上，無論哪種疾病，多少都與內臟器官有關聯。尤其是內臟有問題，便會立即發出各種信息，而手掌則最能反映內臟的信息。眾所周知，手掌有六條經絡運行，而這六條經絡與內臟器官有密切關係，所以通常內臟一有異常，這些經絡會由手掌各部位呈現出來；反過來說，觀察手掌上的變化，就能觀察到體內臟腑的狀況。

生活中經常發生這樣的事情，身邊的許多熟人、朋友或者親屬，往往平常身體狀況自我感覺很好，卻突然查出了某種絕症，但為時已晚，回天乏力。其實很多病不是不能治，而是發現太遲，錯過治療的有利時機或延誤了治療時間。

現代社會，工作繁忙，情緒緊張，許多人即使身體罹患大病也渾然不知，直到疾病惡化後才略有所感，急忙求醫問診，後悔莫及。由此可見，對疾病的早期診斷，是十分重要的。全世界都在探索、尋找各種早期診斷方法，而觀察手部徵象的變化，是最簡單又最實際的方法之一。

中醫學認為，人體是一個有機的整體。機體內部臟腑、氣血、經絡的生理活動和病理變化，必然有某種徵象表現於外。全身的病變可反映於某一局部；局部的病變也會引起全身的反應。中醫望診就是根據人體內外相應的原理，通過觀察機體外在的變化，推斷內在臟腑組織的生理活動和病理變化。其中手診則具有獨到之處，實可彌補現代診察技術之不足。

由於手掌的特殊敏感性使手診有着超前診斷的特點。而正確的超前診斷，為診斷和治療提供了寶貴的時間。其實，手診本身就是一種很平常、很實用的學問。

觀手是瞭解一個人最簡單又最實際的方法，從手上不但可以看出一個人的健康狀況，也能簡單地瞭解一個人的性格，甚至時至今天，警察破案也離不開指紋。

手診學其實是一門很值得花費時間和精力去鑽研的學問，研究手診學的好處不勝枚舉。最簡單的是聚會時，只要有人會看手相，氣氛就完全不同，你就會成為一個主角。學會由手掌看健康和治療一些疾病的技巧後，不但能瞭解自己的健康狀況，也能從中尋獲許多幸福。

事實上，想由手探知健康的狀況並不是一件難事，只要經常細心地觀察手掌，不但能透徹地瞭解自己，更能從中預知各種變化，以趨吉避凶，預防疾病，這是手診最奧妙的功用。

　　在交談中，我發現許多人對手診學不但有濃厚的興趣，而且許多人都有相當的研究，唯大多數對觀察分析和運用技巧方面的認識尚不太清楚，總覺得很難學，希望我能介紹一些有關手診學的基本知識和實用方法。因此，僅將自己一些入門研究和實用的方法總結出來，供大家參考。

　　中華民族五千年中醫文化流傳至今，民間有許多診斷和治療的方法。我只希望能傳播優秀的中醫文化，希望來自民間，回到民間，發揚光大，造福人類。

　　　　　　　　　　　　　　　　　　　　　　　　　　　蔡洪光

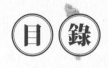

目錄

第一章　握手知健康

第二章　觀手指知健康

第三章　觀指甲知健康

第四章　觀半月痕知健康

第五章 觀青筋知健康

第六章 觀三斑知健康

第七章 手掌全息定位

第八章 觀手掌氣色知健康

第九章 觀手紋知健康

第十章 疾病全息診斷

第十一章 手掌經絡全息療法

第十二章 第二指掌骨全息診療法

第十三章 家居手療

手背全息圖

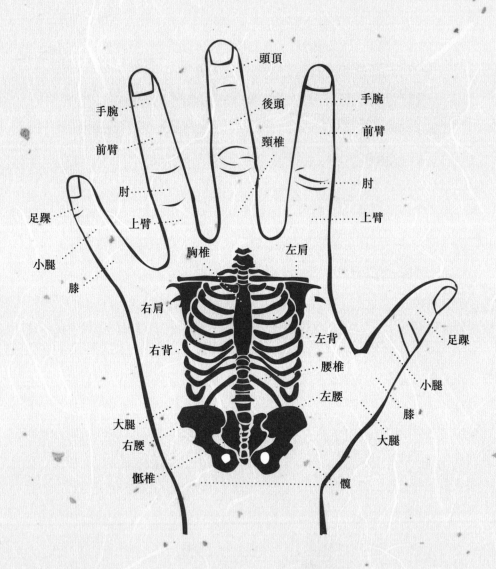

- 頭頂
- 後頭
- 頸椎
- 手腕
- 前臂
- 肘
- 上臂
- 手腕
- 前臂
- 肘
- 上臂
- 足踝
- 小腿
- 膝
- 胸椎
- 左肩
- 右肩
- 右背
- 左背
- 腰椎
- 左腰
- 足踝
- 小腿
- 膝
- 大腿
- 大腿
- 右腰
- 骶椎
- 髖

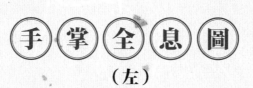

手掌全息圖（左）

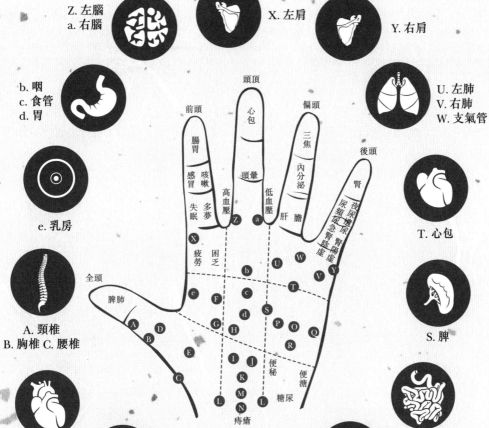

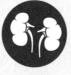

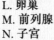

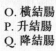

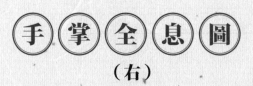

手掌全息圖

（右）

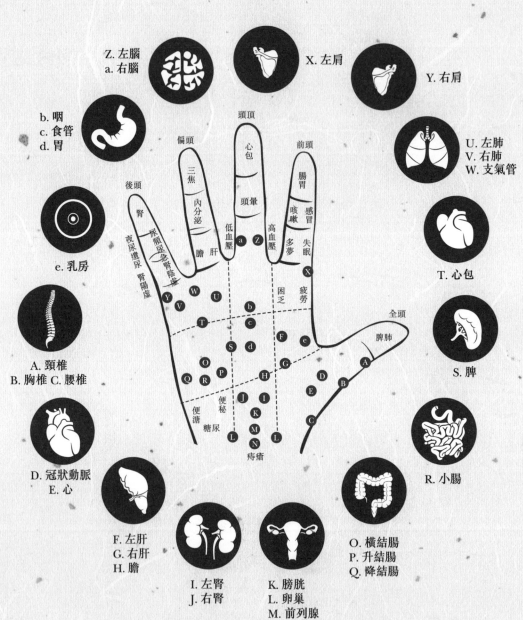

Z. 左腦
a. 右腦

X. 左肩

Y. 右肩

b. 咽管
c. 食管
d. 胃

U. 左肺
V. 右肺
W. 支氣管

e. 乳房

T. 心包

A. 頸椎
B. 胸椎 C. 腰椎

S. 脾

D. 冠狀動脈
E. 心

R. 小腸

F. 左肝
G. 右肝
H. 膽

O. 橫結腸
P. 升結腸
Q. 降結腸

I. 左腎
J. 右腎

K. 膀胱
L. 卵巢
M. 前列腺
N. 子宮

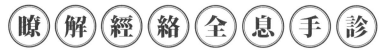

瞭解經絡全息手診

　　雙手是人體最具有活動性和最為複雜的部分，也是最能幫助主體的部分，故許多人都把自己最得力的朋友稱為左右手。俗話說：同吃一樣米，養出百樣人。每個人都以為對自己的雙手很熟悉，實際上細心觀察之後不難發現，每個人的雙手都有着不同的特質：手上的每一種特質，不論是結構、形態、氣色、溫度或是其他的特點，都預示着每個人的個性、喜好、慾望、健康，等等。特別是現代的遺傳學、心理學、法醫學等領域的進展，更將手相學的研究推向了更高層次。就是因為每一個人雙手的不同特質，蘊藏着極大的人生奧秘，才值得人們去研究它、讀懂它，才可以對自己的人生有更深入的瞭解，才能使自己在生活中趨吉避凶，在事業上一帆風順。

　　人們可以把手紋看成是遺傳基因的一種外在的表達方式，因為基因在人類的個體中是無一完全相同的，而掌紋的表達也是無一相同的，故才保證了每個生命個體的唯一性和穩定性。由於手的變化敏感、直觀可見，是體內忠實的反應，所以就可以隨時隨地進行自我觀察。事實上雙手本身就是一本人在人間走一趟的記錄手冊，能夠監看生命的整個發展過程，它不但能記錄那些已經發生的事情，而且更重要的一點是：手中記號的改變，還會提醒可能發生的事件；雙手為人們指出未來的方向，預先提醒可能會發生的問題。如果人們能夠自行詮釋這些記號，並根據這些極好的提醒來行事，就可以避免未來可能會發生的困境。

　　因此，通過觀察手的經絡、氣色、指甲、形態、掌紋、反射區等方法，去瞭解人體內在的遺傳特徵和健康狀況，就有着許多獨特的地方和特殊的診斷意義，關鍵是怎樣才能讀懂它。

全息手診的優勢

簡單直觀

　　現代統計學表明，人體有 80% 左右的健康信息是可以直接從視覺中得到的，而手上又可以反映視覺信息的 80% 以上。因此，通過對手的望診，可以簡單、直觀地觀察人體的大部分健康狀況。正如看一棵植物的葉子一樣，只要葉子乾了、黃了，一定是根部缺水、缺肥了，只要及時澆水施肥，植物立即就能緩解過來。手也像植物的葉子一樣，也能敏感地反映身體內在的健康問題。

經濟實用

　　隨着人類文化的發展，人們對健康的要求也越來越高。各國每年都要花費大量的物力、財力用於衛生保健事業。經濟越發達的國家和地區，投入的力量越大。

　　手診檢查，有着與儀器檢查相同的或有着儀器檢查無法注意到的效果，不少患者作了許多項目的檢查，最後還是沒有超出當初手診檢查的範疇。有位在外資企業工作的白領，由於工作壓力，心情緊張，造成嚴重的失眠多夢、心慌心跳、口苦口乾、寢食難安。他到各大醫院求醫，都認為是心的症狀，但又查不出什麼問題，一直很痛苦。直至找到我後，發現其手診上肝膽區青筋凸現，加上其心情鬱結、口苦口乾、不欲飲食，我建議他到醫院專門做個肝膽的超聲波檢查，結果為膽囊炎。俗話説「膽戰心驚」，許多人只看到心驚症狀，沒有想到膽戰根源，審病求因、對症用藥後，膽囊炎患者很快就恢復了健康。我在手診的臨床中發現，如果在手診的指導下進行有目的初期檢查，不但減少了不必要的痛苦和麻煩，也會大大節約一筆資金。

特別是現代社會，有些人又特別相信名人、專家、教授、廠家的廣告宣傳，經常打針、吃藥，吃保健品、營養品，究竟對自己身體好還是不好呢？這時觀察手的變化就很容易看出來了，心中有數就會適可而止，也不至於亂吃亂用。從這點上來說，觀手就很實用了。

預防診斷

預防的關鍵是自己可以隨時隨地能觀察自己，及早就能瞭解自己。特別是一些疾病，醫療方法和藥物對自己的好處或副作用通過手就能直接地告訴你了。例如，一些毒性比較大的藥物（化療）對人體的影響，在手上就能敏感地反映出來。體內細胞一旦受到了藥物的毒害，指甲就能敏感地產生出黑色素來警告人們。所以通過手的敏感變化，人們就可以隨時隨地觀察到各種醫療方法和藥物、食品在自己身體的變化狀況，從中選擇好的堅持，不好的放棄。可見，相信自己的感覺是最重要的，而這種感覺的主要依據最好就是觀察自己手上的變化。

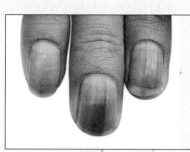

◆ 化療指甲黑

全息手診的實用價值

迅速發現身上的警告信號

眾所周知，人體的健康狀況是千變萬化的，但是身體內任何變化一般會通過各種方式表達出來的，只是在於有沒有及時地發現身體的這些早期的警告信號。目前的檢查手段往往是小的問題檢查不出來，大的問題檢查出來已屬晚期。而手診則比較容易早期觀察出來。有一次老同學聚會，大家都相互寒暄，我無意中發現一位同學手掌上肺區有一邊緣不清的晦暗點，即囑其儘快到醫院檢查，3個月後該同學因咳血才匆忙到醫院檢查，最後被確診為肺癌晚期，殊可遺憾。所以手診是可以迅速發現身上的一些早期警告信號，以達到中醫防未病的養生目的。

迅速調節身體健康

一般人都知道，突然昏倒用人中穴，但心臟急救用什麼穴呢？有一次我坐飛機出行，飛機剛升空，突然聽到空中小姐廣播呼喊：飛機有病人要急救，請問哪一位是醫生，請馬上與空中小姐聯繫。我馬上按下紅燈與空中小姐聯繫，才知道是有一位客人心臟病發作。飛機上沒有任何藥物和治療工具。我立即用指甲切中指的中沖穴急救，再配合有關穴位的按摩，患者很快就緩解過來了，這是十指連心的奧妙。古人說的十指連心，實際上是說手指對心腦血管的保健和急救作用。所以手不但可以發出身體的警告信號，還可以用手的穴位進行身體健康的調節。現代緊張的生活，很多人都會有失眠多夢、易醒、難入睡、頭暈頭痛的問題，實際上十指對頭痛、心痛、咽喉痛、失眠多夢等有手到病除的功效。根據手的全息反射規律——手指反映心臟問題，手掌反映人體前面問題，手背反映人體腰背問題。日常生活中學會經絡拍打方法，都可以對身體進行迅速的調理。

迅速與別人溝通

　　現代成功學有一句話：人脈就是財脈。社會發展到今天，人們都開始關注自己的健康問題了，所以凡是掌握手診的人，都很容易與別人溝通，引起人們的注意，人們也願意把手伸出來研究，關心自己的狀況。因此，掌握一些手診知識，關心別人的身體，特別是上司，在實際交往中就非常有用。有一次，我與一位大企業家握手，當他知道我是醫生時，第一句就不客氣地問：「醫生，你知道我有什麼病嗎？」當時有職業習慣的我，在握手時已發現他的手臂有很多白斑，於是馬上提醒他：你才40多歲手臂就這麼多白斑，要注意腫瘤的發生呀。殊料這位企業家非常驚訝，馬上把衣領的領帶打開說：「我就是患鼻咽癌呀，脖子的創傷就是做放療的後遺症。」此刻我們溝通和信任的距離就馬上縮短了。

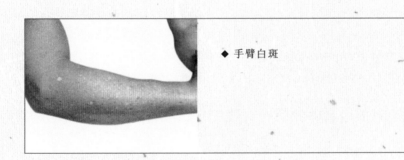

◆ 手臂白斑

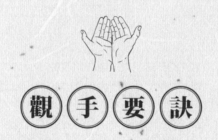

觀手要訣

觀手歌訣

> 手中青筋積滯多，無氣肉陷彈有氣。
> 血虛甲白冷熱亂，精足人壯半月痕。
> 慢炎色白急炎紅，腫瘤灰暗退化棕。
> 凸是增生凹是缺，刀痕皮屑血管張。

前四句觀身體素質，以診身體痰、濕、瘀、毒的積滯和氣、血、精與寒、熱、虛、實體質的正邪對比反映。後四句觀身體部位疾病發生和轉歸及相互間影響。

手中青筋積滯多

青筋，提示人體痰、濕、瘀、毒的積滯。哪個部位有青筋，對應全息的部位就有積滯。

無氣肉陷彈有氣

用力按壓拇指指腹 3 秒，肌肉彈性回復快則氣足，慢則氣虛濕重。

血虛甲白冷熱亂

觀手指甲內血色蒼白、血流緩慢、瘀血凝滯，多是氣血虛寒、手足怕冷和冬天怕冷熱天怕熱之人。

精足人壯半月痕

指甲下方的白色半月痕，多則精足人壯，少則虛寒怕冷，變色則多病。

慢炎色白急炎紅

（1）掌中鮮紅異常點，提示急性炎症或出血症。

（2）白色異常點，提示慢性炎症。

腫瘤灰暗退化棕

（1）棕色，提示退行性、陳舊性或功能減退。

（2）灰暗異常點，提示惡性腫瘤或久病難愈。

凸是增生凹是缺

（1）凸起如肉粒，提示為增生、過敏或慢性器質性疾病。

（2）凹陷坑溝、皺紋，提示曾手術或外傷或有慢性器質性疾病。

刀痕皮屑血管張

（1）手掌無端出現疤痕，多為所對應部位手術後留下的刀痕連鎖反應。

（2）皮屑、老繭，提示所對應部位衰弱或失調。

（3）血管色紅凸現，提示血管擴張或出血性疾病。

觀手的技巧——不要怕錯

（1）初學者觀手時最好以書為證，一定要通過展示手圖或書來引起大家對自身的注意和興趣。

（2）要在共同研究的基礎上找出手的異常點來分析，千萬不要炫耀自己。

（3）問症狀，觀定位，找異常點。

例如：病人講有糖尿病，即馬上觀察糖尿區，然後找糖尿病狀態的異常點，便可確認是否糖尿病及病情嚴重與否。

（4）找異常點，定部位，問症狀。

例如：病人不知身體狀況，要求諮詢，可以先找出手中異常點，然後確定所對應的反射區，問是否有該部位所屬症狀。

（5）觀手時男左女右為主，雙手互為參考印證。兩隻手之間的差異，一隻手顯示你的天生的特質和能力，而另一隻手則可看出你如何展現這些特質與能力，若雙手的掌紋有明顯的不同，則顯示你不是壓抑自己的天賦，就是仍有未開發的潛力，未來仍有發展的可能。雙手掌紋差異越大，性格的差異就越大，情緒和脾氣越容易暴發，甚至會經常遭到外人的誤解。

（6）不論是左手或右手，以拇指側為左、尾指側為右來判斷身體左右側的問題。

（7）手紋上所反映的各種記號，都不能說是絕對，一定要仔細觀察週圍線的發展變化情況，一定要在掌握整個手紋的情況下，兩隻手進行對照，再仔細斟酌、分析。

（8）發現異常點不要急於下判斷，對每一個症狀都要儘量找三個以上的支持點，正如中醫診斷都要四診配合一樣。這樣，判斷準確程度才會提高。

（9）平時要多看、多問、多總結，不要怕錯，這就是觀手成功的秘訣。

觀手五不看

（1）酒後不看——凶吉難分。

（2）色慾過多者不看——青暗難分。

（3）暴怒後不看——陰陽難分。

（4）自己心情不好不看——心不在焉，會視而不見。

（5）環境光線不宜不看——掌色不清。

　　心中無數時要多問，學問是問出來的。並可配合第二指掌骨診斷法和經絡全息手診儀檢測，以不斷檢驗自己的判斷。

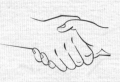

第一章

握手知健康

握手是世界上最常見的一種禮儀，但是握手也會提示許多健康的信息和性格所在。

伸手看對方

伸手時首先看對方的拇指與食指的開張距離。

拇指與食指張開成 90°者

這種人一般身體能量比較旺盛，屬肝火旺的人。這種人反應能力比較快，熱情大方，言直性爽，慷慨仗義，不拘小節，不易受環境束縛，獨立心極強，容易以自我為中心，缺乏自我控制能力，甚則固執，不顧別人的感受。

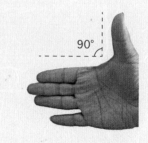

◆ 肝火旺盛，言直性爽

拇指與食指張開成 45°者

這種人身體都比較正常，而且適應能力較強，靈活，愛好自由自在，獨立能力強，有信心，有同情心，這類型人比較溫和而友善。

拇指與食指張開成 30°以下者

這種人氣血虛弱則拇指舉起無力，故拇指張開無力，體質都比較虛弱，容易疲勞。這種人思維能力強，但往往思慮過度，個性比較謹慎、保守，對事物不容易感興趣，不喜歡與別人交往，不喜歡改變自己和週圍環境。因為容易有戒備心，心胸較為狹窄，所以凡事小心謹慎、保守，甚至自私。

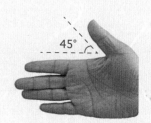

◆ 身體健康，適應力強

總之拇指張開越大，人就越大方開朗，越容易接受新生事物，但是太過了就容易獨裁，以個人為中心。一般多屬肝火過盛的人，容易發生高血壓、心腦血管方面的疾病。

拇指張開越小，人就越保守、戒備心重。凡是小心翼翼，對事物不容易感興趣而又容易想入非非。一般多屬體質比較虛弱，容易神經衰弱，容易發生腫瘤方面的疾病。

換句話說，凡是拇指張開太過或不及都能提示身體的健康問題。中醫最講究的就是一個「中」字。

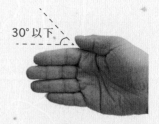

◆ 容易疲勞，小心謹慎

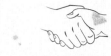

手 溫 知 健 康

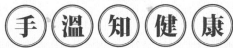

握手是最能直接感受對方身體的寒熱狀況

雙方握手的一瞬間，只要用心感受對方的手感，就會發現每個人給你的感覺都不一樣，立刻就能感知許多身體健康的奧妙。

有一次出差回來，習慣性地往小孩頭上一摸，殊料感覺怎麼越摸越熱呢？是否正在感冒發燒呢？因為小孩子又蹦又跳，又能吃，家人都說沒有感冒發燒。但是憑我的手感經驗，我還是不放心，馬上用體溫針測量一下，竟然已經 38℃，馬上對症處理，很快就解決了問題。否則到了晚上小孩發高燒就一家人都手忙腳亂了。

別小看手的溫度這些微小感覺，實際上手的寒熱最能反映出一個人的身體基本狀況。

為什麼多數女性的手都會偏寒涼呢？這主要因為：一是女性朋友經常要來月經，耗用了過多的精血；二是喜歡吃生冷寒涼食物來清熱清暗瘡，造成能量生成不足；三是經常熬夜加大了能量耗用；四是衣服過露耗散了太多的能量；五是生孩子或人工流產耗損了太多的能量。所以大多數女性的手感都比較寒涼。

一般手比較涼的人，身體體能都比較差。手溫低的人，年輕的時候雖然不一定有什麼疾病發生，有些人面色蒼白還認為一白遮三醜，殊不知能量不足則容易疲勞、容易衰老，往往三年不見就有一種未老先衰的感覺。所以許多女性朋友上了一定的年齡就病痛較多，容易衰老了。

手感比較溫暖的人，體質都比較好，而且不容易衰老，特別是如果握到女性朋友的手是溫暖的，往往三年不見仍然風韻猶存、不易衰老。

日常生活中大部分的女孩子手都比較寒涼，握手時我總喜歡關心地說一句很受用的話：下次見面時手一定要熱啊！之所以很受用在於：一是你真誠地關心對方；二是對方從此知道要保健自己了；三是對方身體好了總想向你彙報。

握手時感受對方的手感溫度，首先要瞭解自己身體體質和手感溫度才好作出比較。一般健康手的溫度不論春夏秋冬，只要雙手從口袋裏拿出來，手溫都基本在 32~36℃，如果低於 32℃ 的則容易發生傷風感冒，如果高於 36℃ 則容易上火。在正常的情況下，只要自己的手溫正常，握手時就能敏感地感覺到對方手涼還是手熱，甚至測知溫度度數。

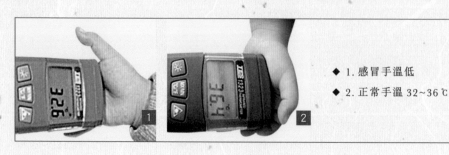

◆ 1. 感冒手溫低
◆ 2. 正常手溫 32~36℃

手感涼
全手涼容易老
全手比正常人寒涼者（寒涼者手溫低於 30℃），由於手涼的人往往脾腎陽虛、能量不足，因此經脈氣血運行推動力不足，容易疲勞，容易感冒，婦人則月經量少、質淡等。總之手涼能量低，手涼易感冒，手涼體質差，手涼容易老。

手指涼入睡難
手指頭比較涼的人多為心血管循環較差之症，容易失眠多夢、易醒、難入睡、心跳心慌、頭腦不清、頭暈頭痛、疲勞乏力和健忘。

手掌涼脾胃寒
掌心比較涼的人多為脾胃虛寒，脾胃消化吸收系統較差，容易消化不良、便溏、疲倦乏力、貧血。女士多見婦科疾病，如月經不調、白帶過多。

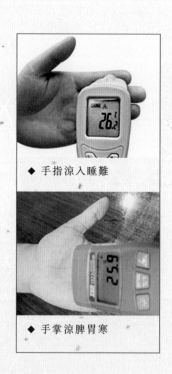

◆ 手指涼入睡難

◆ 手掌涼脾胃寒

手感熱

全手熱虛實火

握手時感覺對方手感比正常人熱的有兩種狀況：

如果握手時感覺對方手熱自內往外一陣一陣往外湧，有一種越來越熱的感覺，則是一種實熱病，特別是小孩多有發熱等症狀。

如果握手時感覺熱，再握時反覺不是很熱了，往往是一種虛火，多見於虛火上浮、失眠多夢、心煩、口乾口苦、咽喉炎、高血壓、糖尿病等陰虛陽亢症狀。

手指熱心火旺

手指頭比較熱又比較紅的人，心火旺容易煩躁，多見血黏稠高、血脂高、血壓高之人。

手掌熱胃火盛

手掌比較熱的人，胃火盛，容易有口乾口苦、咽喉炎、糖尿病、便秘等症狀。

寒熱交錯

手指涼、手掌熱

手指涼、手掌熱，多為身體上下陰陽失調之人，常見於用腦過度、睡眠不好、疲勞之人。

一隻手涼、一隻手熱

一隻手涼、一隻手熱，是五臟和六腑經脈陰陽失調的現象。常見於熱天怕熱汗多，冬天怕冷手涼；食熱上火，食涼覺寒；上熱下寒，虛不受補；月經不調，心煩心躁，失眠多夢。容易出現上面咽喉痛、下面手腳凍等經脈上下左右陰陽失調症狀。

冬天怕冷、夏天怕熱

冬天怕冷、夏天怕熱，多是日常熬夜又吃太多寒涼食物，造成能量不足、血虛體質的緣故，是身體氣血陰陽處於一種失調的狀態。陰陽失調催人老，有些人不一定表現出什麼病痛，但卻是一種很快走向衰老的徵兆。生活中總有一些人一年不見就讓人有一種未老先衰的感覺，就是這種陰陽寒熱失調的原因。

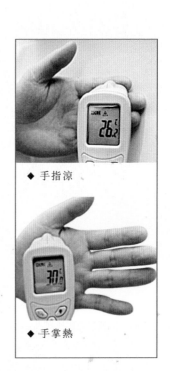

◆ 手指涼

◆ 手掌熱

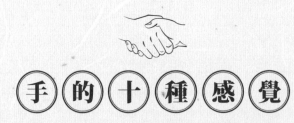

手 的 十 種 感 覺

握不同人的手時，一般都會有八種手感：
涼、熱、濕、黏、乾、暖、軟、硬、厚、薄。

手感涼

　　主脾腎陽虛。多見於消化吸收能力差，體弱怕冷，容易疲勞乏力，難入睡又易醒。

手感熱

　　主心腎陰虛。多見於容易煩躁，上火易怒，失眠多夢，緊張。

手感濕

　　即手汗多者，主心理壓力，精神緊張，心火盛。

手感黏

　　主內分泌失調。手感黏是糖尿病患者體內糖分隨汗溢出皮膚的一種特有的症狀。

手感乾

　　主大腸津虧，消化吸收功能差。多見皮膚乾燥，容易過敏。

手感暖

　　健康人手感溫暖潤澤，冬暖夏涼，就是說不管外界多冷或多熱，手心總保持在32~36℃，主五臟調和，身體健康。

手掌軟

　　手掌軟弱而無力，彈性差，多是氣血不足、疲倦乏力、精力不足、動則氣虛、體弱多病。常常無主見，缺乏適應能力。

手掌硬

　　手掌肌肉硬實，缺乏彈性者，多為消化系統功能差，氣血鬱滯、經脈不暢，容易關節痛、神經衰弱。性格比較直，凡事多固執，常缺乏應變能力。

　　如果是硬而堅挺的手掌，則顯示感覺遲鈍、感情受到壓抑。

手掌厚

　　手掌厚實又有彈性的手，表示其體質強健、適應力強。雙手厚實的人比較勤奮，願意吃苦耐勞，通過自己的努力付出來獲得財富。健康者掌厚肉潤而富有彈性。

手掌薄

　　手掌薄弱代表一個人體質纖弱、精力有限。雙手柔軟的人比較懶惰，屬那種想過好日子、喜歡享受的人。

　　俗話說「掌硬如鐵奔波不歇，掌軟如綿閑且有錢」，實際上是說勞心者掌軟，勞力者掌硬。總之，握手時感覺對方的手粗手硬有力者，多是勞力者，往往身體體質比較好。反過來，握手時感覺對方的手又軟又綿無力者，多是腦力者，往往身體素質會差一些。

手 的 大 小

大手愛幹活

　　俗話說十指連心，一般人的心臟猶如自己的拳頭大，所以手指粗壯、手大肉厚的人一般心臟都比較強壯，氣血循環旺盛，是個閒不住的人。由於愛動，身體都比較健壯，考察百歲老人的手，手指粗，手掌厚，全手都比常人大。大手的人執行力強、反應能力快，要請人跑業務、幹勞力活最好請大手的人。

小手愛安逸

　　手指細長手比較小的人，由於心臟搏動力不強，氣血運行不旺，往往容易疲勞身倦、力不從心；因為氣血不旺、氣力不足就顯得更加不愛運動，身體都比較瘦弱苗條，往往喜歡安逸的生活和工作。不過小手的人思維能力強、手巧心靈，最好做秘書、電腦打字和會計等辦公室的工作。

手掌肌肉有彈性

理想的手掌應該是軟硬適中，厚薄恰到好處，
紅潤有光澤，通透潔淨，肌肉富有彈性。

手掌厚實

1. 手掌厚實又有彈性，表示其體質強健、容易康復。

2. 手掌厚而掌丘軟則代表精力不足。

3. 手掌硬而堅挺，則顯示感覺遲鈍，感情受到壓抑。

4. 手掌肌肉板硬堅實，缺乏彈性、晦暗、瘀滯，提示消化呼吸系統功能不夠健康，
   體內代謝失調，廢物積滯。

手掌薄弱

1. 手掌柔軟細薄，代表的是一個人體質纖弱，精力有限。而且一旦生病，便需要很
   長的時間才能完全康復。

2. 手掌小魚際和尾指邊緣肌肉下陷，皮膚沒有光澤，多因體液不足，每見於慢性腹
   瀉或慢性下痢的病人。

3. 手掌上的某一區域內，有較週圍皮膚凹陷的點狀形態，一般表示臟腑萎縮或功能
   減退或手術後疤痕。

4. 手掌上的某一區域內，有較週圍皮膚凸起的點狀形態，一般表示臟器增生、肥大等。
   握手時感覺雙手厚實的人比較勤奮，願意吃苦耐勞、努力付出來獲得財富；而雙
   手柔軟的人則比較懶惰，喜歡享受，屬那種想過好日子卻沒打算要努力工作來換取財富
   的人。

第二章

觀手指知健康

手指是人體上肢的末端，是經脈陰陽交泰生動氣的地方，故最能敏感反映人體健康狀況，在臨床上具有很重要意義。

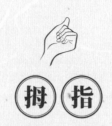

拇指

拇指粗壯吸收好

拇指為太陰經所過。拇指粗壯為吸收能力、免疫能力都比較強的人。觀察大拇指，可以觀察人體的整體素質的強弱。大拇指粗大強壯，指節長度平均，其先天的稟賦都比較好。特別是大拇指根部粗壯的人，其吸收能力特別強，體質也比較強壯，喜歡運動與勞動，性格直，火氣大。百歲老人拇指都特別強壯。

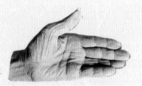

◆ 百歲老人拇指大

特徵	人群特點	問題
拇指硬直	有耐力，性格很強，能專心一致努力到達目的為止	拇指太硬直的人則火氣大，甚至固執且堅持己見，不顧別人的感受。
拇指柔軟	做事懂得變通、隨遇而安	大拇指過於扁平薄弱的人則體質較差，容易疲勞，辦事缺乏韌性；若再有彎曲現象的人，不但消化能力弱，還容易失眠多夢，神經衰弱。

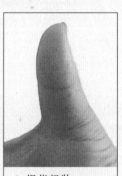

◆ 拇指粗壯

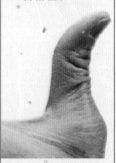

◆ 拇指扁薄

　　由於大拇指為太陰經所過，為多氣多血之經，人體氣血是否充足，抵抗能力是否強壯，按壓大拇指就可以檢查身體氣血的這一狀況。方法是用力按下拇指腹 3 秒，如果肌肉彈性恢復凸起比較快的，則表示氣血旺盛。

　　如果拇指腹彈性恢復比較慢，有凹陷，則表示氣血精力衰退。男的性生活往往力不從心，容易早洩，甚至陽痿；女的則容易性冷淡，甚至容易發生婦科疾病等。同時拇指下的大魚際肌肉是否有彈性，往往可以提示心肌的狀況。若心肌勞損、心氣不足、容易疲勞乏力之人，按壓大魚際肌肉，彈性恢復往往很慢。總之，肌肉彈性恢復越快表示氣血越足，反之肌肉彈性恢復很慢，則表示氣血不足。

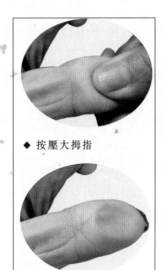

◆ 按壓大拇指

◆ 拇指凹陷精力差

　　按壓相對應的手掌反射區 3 秒後，如果部位凹陷，則相對應的臟腑功能下降、氣血不足，甚至發生疾病。許多身體虛弱、肌肉凹陷、氣血不足在手掌上特別明顯。老人一旦大肉消瘦，彈起無力，生命就快到盡頭了。

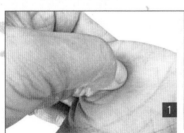

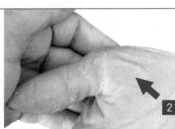

◆ 1. 按壓大魚際

◆ 2. 心肌無力、魚際凹

拇指指掌關節縫是冠狀動脈的反射區，如果紋理很亂則容易早期發生心臟疾病，如心煩、心悶、心跳等症狀。

如果拇指指掌關節縫出現青筋（靜脈曲張凸起），則說明容易發生冠心病、冠狀動脈硬化等症狀。

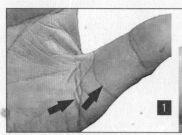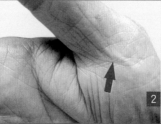

◆ 1. 拇指紋亂心也亂
◆ 2. 拇指青筋心臟病

拇指近掌節比較瘦弱、上粗下細者，吸收力比較差。一般身體都比較瘦弱，這種指型多數都屬怎麼吃都不會肥的人。下粗上細像竹筍者，吸收能力就特別強，所謂喝水都容易肥就是這種人。

如果拇指近掌節中還有橫紋者，橫紋表示阻力，反映人體的吸收功能差，瘦人多見此紋。總之，指節間的橫紋越多，猶如道路上的十字路口，橫紋越多障礙越大，其功能就越差。

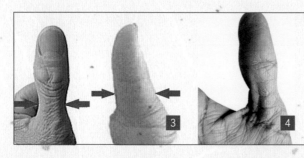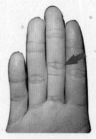

◆ 3. 拇指上粗下細和上細下粗
◆ 4. 拇指橫紋多

如果其他手指節有這種橫紋多的人，思維能力強，但容易反映頭部問題，特別容易失眠多夢、易醒、難入睡和神經衰弱。而手指節橫紋少的人，天生就好睡。

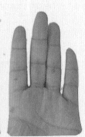

◆ 指節橫紋多（左）和指節橫紋少（右）

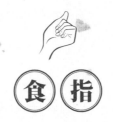

食 指

食指粗壯腸胃好

食指為大腸經所過，反映腸胃的狀況。食指如果圓潤強壯，三個指節長短均勻，提示胃腸順暢，消化能力好。

特徵	問題
食指瘦弱	消化功能較差、食慾差，這種人容易疲勞，精神常萎靡不振。
指頭偏歪、指節縫隙大，且紋路散亂	多因消化系統疾病影響脾胃納食運化功能失常。特別是食指出現青筋（靜脈血管凸現），則表示大腸有積滯或宿便。

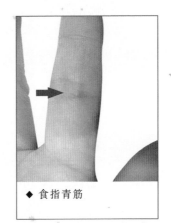

◆ 食指青筋

小孩青筋積滯多

小孩有青筋，不管長在身體哪裏都是體內積滯多的一種警示，體內積滯過多則影響消化吸收，小孩生長發育遲緩，就容易體弱多病。特別是小孩食指青筋過三關，體內積滯就很嚴重了。

成人青筋肩周痛

成人食指有青筋凸起，不但胃腸積滯，而且容易通過大腸經所到的肩部關節引起肩周痛。

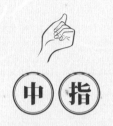

中 指

中指關聯心和腦

中指為心包經所過，通過中指可以判斷心腦血管功能的強弱。

特徵	問題
中指粗壯，其三個指節長短平均，指形直而無偏曲	健康狀況良好，元氣充足。
中指蒼白，細小而瘦弱，指頭偏歪、指節漏縫	心血管功能差或氣血不足。
中指指掌關節橫紋出現青筋	腦動脈硬化，容易出現頭痛、頭暈症狀；青筋凸現則容易中風。

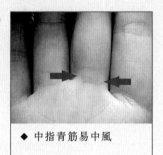

◆ 中指青筋易中風

環指

環指（無名指）關聯內分泌

　　環指為少陽三焦經所過。三焦主人體的橫膈膜系統，所以環指的強弱與內分泌系統關係較密切。

　　一般而言，環指指形圓秀健壯，指節長短平均，指形直而不偏曲，指屈紋清爽者為佳。

特徵	問題
環指偏長粗壯	多為精力旺盛之人。由於精力旺盛，善於思維。據有關報道，在金融行業中，環指比食指長的人更會賺錢。
環指偏短彎細	多為精力不足，體力不佳。環指蒼白細小，彎曲偏向或有青筋，與內分泌失調有關。總之，環指不好，全身總會有一些講不出的不舒服，常見容易疲倦乏力、精神不振、情志抑鬱、脾氣不好、月經不調，等等。

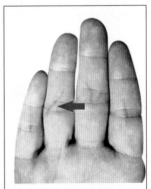

◆ 環指青筋多失調

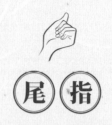

尾 指

尾指粗壯腰腎好

　　尾指為心經和小腸經所過，尾指跟心、腎、子宮、睾丸等器官密切相關。一般而言，尾指以長直粗壯、指節長短平均為佳。

　　尾指雖然是小，但卻反映了一個人的先天素質，包括循環系統、泌尿生殖系統功能。

特徵	問題
尾指粗壯可彌補其餘四指的不足，反過來其他指粗壯而尾指弱	先天父母的遺傳或營養不足。
尾指短小、瘦弱、偏歪，尾指不過三關	先天不足，也與泌尿生殖系統有關。小孩則容易尿床，體質差；女士則容易出現月經不調，生育困難；男士則容易腎虧、腰膝痠軟、性功能差。

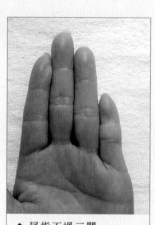

◆ 尾指不過三關

尾指標準長度通常應與環指遠端指節橫紋等齊或稍微超過一點，這叫做尾指過三關。說明先天腎功能比較好，身體體質比較健康。如果尾指短不過三關，留長一點指甲過三關也行。看來民間為什麼尾指要留指甲也是有學問的。看百歲老人的尾指不但長而且都非常粗壯。

從人體的先天身體素質和後天的保養上看，尾指的保養非常重要，俗話說：尾指過三關，人逢絕處也能生，逢凶化吉，遇難呈祥。這說的是尾指強壯的好處，所以平時一定要多拉拉揉揉強壯尾指，就是對腎最好的保養。

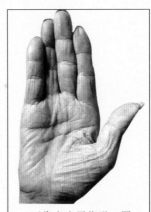

◆ 百歲老人尾指過三關

想當初跟師父學醫時，由於先天不足，後天營養不良、發育不好、尾指不長，從小體弱多病，師父首先叫我把尾指拉長，當時想怎麼會拉長呢？經過一段時間按摩尾指後，才明白雖然不一定能拉長，但強壯了尾指，強壯了腎功能，從此腰酸膝軟、小便多、性功能差的症狀得到了明顯改變。

百歲老人一生熱愛勞動，用勞動創造了百歲生命的奇跡，從圖可看到百歲老人的五指都很強壯。

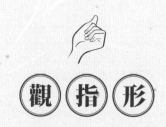

觀指形

人的五個指頭，不但可以反映相應臟腑的問題，還可相對地反映人體各個時期身體的保養狀況。如果五個手指都飽滿有力，發育完好，則為身體健康的表現。如果發現其中有一個指頭顯得特別瘦弱，就提示了其相對應臟腑和年齡階段健康狀況較差。

拇指	主吸收和吸納能力，可反映幼年時期的身體狀況。
食指	主消化和排泄能力，可反映青年時期的身體狀況。
中指	主循環系統，可反映壯年時期的身體狀況。
環指	主內分泌系統，可反映中年時期的身體狀況。
尾指	主泌尿生殖系統，可反映老年時期的身體狀況。

指的肥瘦

指節肥胖脂肪肝

如果每個指節間的肌肉都凸起來，呈腰鼓形，顯得非常飽滿，往往是體內脂肪過多而容易發生脂肪肝的症狀。

指節瘦弱吸收差

如果手指瘦弱如竹節形，尤其是五指併攏時手指間空隙較大者成為漏空指。漏空指提示多因脾胃虛弱，常年吸收不好又神經衰弱而致。民間流傳漏空指為漏財手，主要因為體弱多病而不斷耗用了錢財和因精力不足而失去了很多機會而故名。

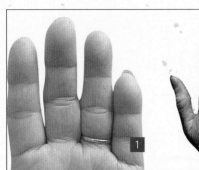
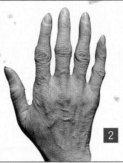

◆ 1. 指節肥胖脂肪肝
◆ 2. 漏空指多脾胃差

指的長短

　　正常人尾指宜挺直，拇指宜粗壯，而食指、中指、環指要形成完好的搭配。一般中指要比環指和食指長半個指節左右，而環指和食指長短一般是等齊的。

指短掌長愛動手

　　指短掌長是個勞力者，不靠運氣，凡事需親力親為，腳踏實地，力不到不為財，體質一般較為強壯。

手指纖長愛動腦

　　手指纖長的人是個腦力者，多從事藝術工作和腦力工作，幻想能力強，生活多姿多彩，但往往體質較弱，容易神經衰弱。

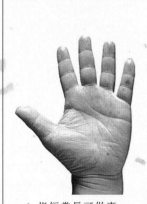
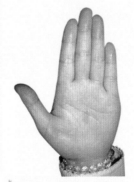
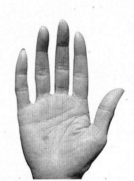

◆ 指短掌長可做事　　　◆ 正常五指圖　　　◆ 手指纖長可想事

指的軟硬

手指柔軟心思多

「指彎心思彎」，是指手指比較細長柔軟，特別是拇指的關節非常柔軟，其指端能向後彎的人，做事懂得變通，性格隨遇而安，善交際，口才好，應變能力強。但容易無主見，身體比較瘦弱。

手指硬直性格爽

「指直人直」，是指拇指特別硬直的人，言直性爽、自信、堅定、執着，說到做到，行動力強，身體比較強壯。但容易衝動，比較固執。

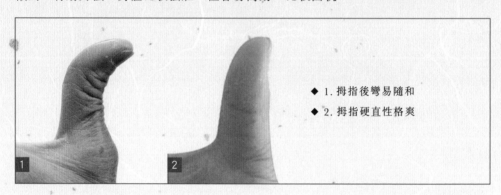

◆ 1. 拇指後彎易隨和
◆ 2. 拇指硬直性格爽

指的氣色

曾經有一個學生過年時打電話過來說：對不起，本來要過來給老師拜年的，但是年二十九突然發現老母親指頭瘀暗，趕忙送醫院，殊料年初三終因心臟病發作逝世，所以不能來給老師拜年了。指端是十二經脈井穴所在，經脈氣血到此回返，最容易阻滯，所以手指紅潤是機體氣血運行良好的表現。如果指端氣色變化，十指頭都瘀黑了，往往提示心臟瘀血阻滯就要出事了，這就是俗話所說的：十指連心。

指端蒼白血氣差

指端蒼白多為血寒體虛、氣血不足，多見手足怕冷，身體瘦弱或有慢性消耗性疾病。

指端瘀紅易疲勞

指端瘀紅是氣血運行不暢，微循環障礙，多見於疲勞過度。

指端紫暗防出事

指端紫暗多為氣血鬱滯、堵塞不通，多出現危象。如果全掌晦暗無光澤，全手乾瘦如老臘肉狀，則容易發生腫瘤、癌症。

指形的規律

指形分許多種類型，如四方形、竹節形、圓錐形等。觀手關鍵是掌握一些規律，再找特殊標誌，否則只能知其然，不知其所以然，這也是手診難入門的原因。觀指形主要掌握三大特徵：

指形粗大體力型

這種指形具有男人的性格，一般指短掌長外形直而有力，筋骨厚實，經脈氣血循行旺盛，屬體力較好、精力充沛、反應快、性格爽直，多屬體力勞動者，適合動的工作。但由於經脈氣血旺盛，容易肝火盛、血壓高和得糖尿病等。尤其是手背上青筋（靜脈）凸現扭曲者，更加容易發生這類疾病。如果手指越短越粗，這種狀況就越明顯，火氣更大，性格耿直，近乎固執，甚至粗魯。這種指形的人，最好學打太極拳，練練靜功來平衡鍛煉。

指形細長藝術型

這種手形和指形具有女人的性格，一般手指都纖細柔軟、指長圓潤、膚色較白，肌肉柔軟富有彈性，青筋隱而不露，性格溫柔隨和，所謂「長計不長肉」。這種手形多屬藝術型，適合從事藝術工作或腦力勞動。由於指形瘦弱，經脈氣血流通緩慢，體質往往較弱。容易思慮過度而精神緊張並導致神經衰弱，特別容易發生脾胃方面和內分泌失調的疾病。如果手指越長越細，這種狀況就越明顯，甚至容易想入非非、鑽牛角尖。這種手形的人，最好多參加體育運動。

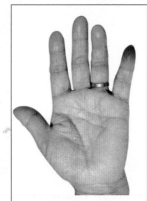

◆ 指端紫暗

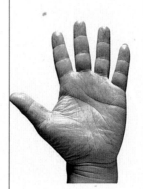

◆ 粗短指形

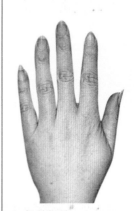

◆ 細長指形

指形圓形健美型

這種指形長短適中、指頭圓活，供血足，回血穩，微循環比較正常。

俗話説：十指連心，心靈手巧。這種手形動靜相適，性格隨和、手指分開則性格開朗、興趣廣泛、身體健康；表示各方面發育均衡良好，即使有病也容易恢復，屬健美類型。

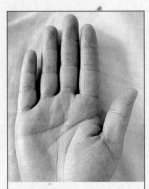

◆ 圓形指形

總的來説，手指修長的人做事很慢，但對於處理煩瑣細節很有天分，謹慎又不辭辛勞。手指較短的人，處理事情很迅速，可以憑直覺找到自己的工作方式，但是沒有耐性。指關節突出的人善於思考，善於解決問題。指關節平順的人喜歡創意的工作，憑直覺來解決問題。

怎樣通過手指檢查發現各種頭痛問題

　　根據經絡全息的手診，手指的任何變化跟臟腑和頭部所反映的問題有關。經絡通則不痛、痛則不通，平常只要留意哪個手指揉按時特別疼痛，有痛感的就說明這只手指所屬臟腑經絡不通，並會引起該反映區所主的頭痛。

手指	問題
尾指	主後頭痛，反映腎的問題。
環指	主偏頭痛，反映內分泌的問題。
中指	主頭頂痛，反映心和神志的問題。
食指	主前頭痛，反映腸胃的問題。
拇指	主全頭痛，反映脾肺的問題。

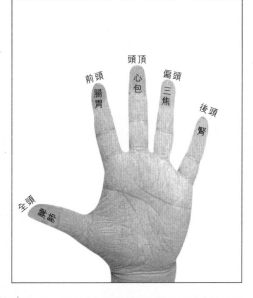

　　經常按摩刺激指趾頭，消除指趾頭的疼痛，就是對該臟腑經絡和所主頭部最好的保養。民間也流傳這樣的歌訣：

> 常揉拇指健大腦，常揉食指胃腸好。
> 常揉中指能強心，常揉環指肝平安。
> 常揉尾指壯雙腎，手指腳趾多揉揉。
> 失眠頭痛不用愁，有空揉揉病不愁。

　　也就是說，有失眠、多夢、易醒、難入睡、頭痛頭暈、心煩等症狀的，揉按手指、腳趾是最有效的方法。

第三章

觀指甲知健康

就像一面能反映人體健康狀況的鏡子，指甲上只要出現異常形態的表現，一定說明人體內存在病變。

人體的指甲形態和遺傳有密切的關係，甲形似臉相，是人體健康的窗口。根據中國醫學經絡理論，手指甲根部分有 12 個穴位點，是經脈陰陽交替之處，也是經絡氣血所出之處，猶如經脈的源頭，稱為十二井穴。

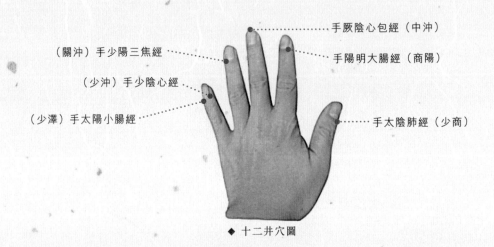

（關沖）手少陽三焦經 …………
（少沖）手少陰心經 …………
（少澤）手太陽小腸經 …………

手厥陰心包經（中沖）
手陽明大腸經（商陽）
手太陰肺經（少商）

◆ 十二井穴圖

由甲根起源的經脈氣血能灌輸五臟六腑，依靠氣機以推動其運化。甲與臟腑聯繫密切，氣血是維持人體生理的重要物質，甲依靠氣血的濡養以維持其正常的形態、色澤。氣虛、氣滯、血虛、血瘀、血熱、血寒，均可引起指甲形質的變化，皆可引起指甲偏枯晦暗。因而臟腑虛實、邪正進退、氣血盛衰又能充分反映於爪甲，亦即人體生理病理氣血的信息，通過經絡系統投射於指甲這面微觀的「熒幕」而成為「甲象」。

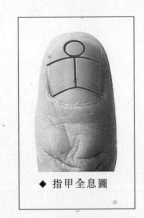

◆ 指甲全息圖

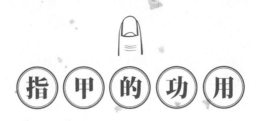

指甲的功用

　　人的指甲主要作用：一是保護手指；二是可以從事細密工作。而動物的指甲，則可以作為武器或捕食的工具。

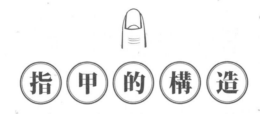

指甲的構造

　　主要由甲板、甲床、甲壁、甲上皮、半月痕構成。

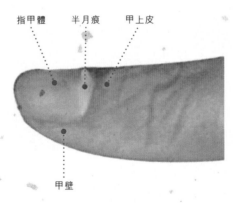

指甲體　　半月痕　　甲上皮

甲壁

◆ 指甲構造

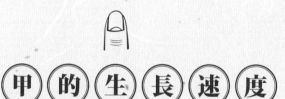

指甲的生長速度

成人平均每天生長 0.1 毫米，全部更換指甲須費時半年左右，手指甲比腳趾甲長得更快，尤以食指、中指、環指三指長得快。指甲的正常厚度為 0.5～0.8 毫米。

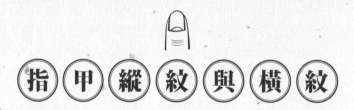

指甲縱紋與橫紋

許多人家裏都鋪有木地板，為了愛護木地板，多數人都會脫鞋，誰也不想穿上高跟鞋踩上去，因為怕穿鞋劃花了木地板。同樣，身體內受到了損傷，也會在相對應的指甲上留下痕跡，以警示人們的注意。

指甲縱紋——五臟問題縱紋多

指甲有縱紋主五臟問題。指甲縱紋是五臟大病後或五臟長期消耗性疾病損傷後引起的一種指甲的變化，所以縱紋是五臟受損的信號。縱紋的出現往往提示：

1. 神經衰弱，長期失眠、多夢、易醒、難入睡。
2. 疲勞透支耗損過度或有慢性消耗性疾病的影響。
3. 免疫功能差，容易過敏、容易感冒和反復感冒。

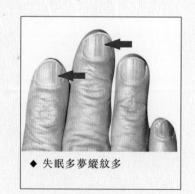

◆ 失眠多夢縱紋多

4. 如果縱紋特別明顯,往往是一種病理性縱紋,說明身體臟腑器官曾經受過較大的疾病傷害。

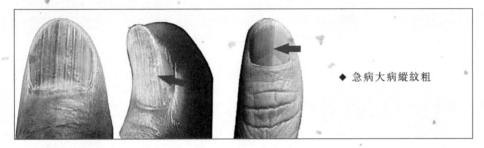

◆ 急病大病縱紋粗

5. 指甲內的甲床出現黑色縱紋時,要特別留意,這是體內受到化學毒素影響而殘留在體內的徵兆。肝、腎功能具有排泄體內廢物的解毒作用。當肝、腎功能衰弱時,體內的廢物便無法排出體外;或因接觸污染環境、飲食污染、食物含農藥重金屬過多或腫瘤病人化療後等藥物毒素蓄積過多,往往在甲板內形成黑色縱紋。

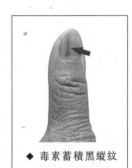

◆ 毒素蓄積黑縱紋

指甲橫紋——六腑問題橫紋多

指甲有橫紋主六腑問題,特別是消化系統的問題。

1. 橫紋細小者,多見於長期慢性消化系統疾病。提示飲食稍不注意,就會出現腹痛、便溏、泄瀉等慢性結腸炎症狀。

2. 橫紋深粗者,表示曾發生較嚴重的消化系統疾病,臟腑器官受到損傷留下的痕跡,非打針吃藥甚至留醫不可。

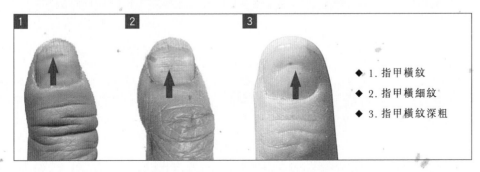

◆ 1. 指甲橫紋
◆ 2. 指甲橫細紋
◆ 3. 指甲橫紋深粗

同時，橫紋的位置根據指甲的生長速度有半年一換的特點，如果發現指甲的中部有橫紋，則說明大概 3 個月前曾經有過一次較大的腸胃疾病。

一般來說，橫紋又細又多的，多見於慢性腸胃疾病；橫紋粗深的多見於急性腸胃疾病。總之，橫紋越深；六腑系統疾病越嚴重。凡是指甲橫紋，多數與消化系統問題有關。

但是橫紋凸起則反映心臟問題，往往多是心肌肥大，圖中是一位長期過敏性慢性結腸炎並心肌肥大患者的指甲。橫紋多表示經常泄瀉過敏性結腸炎發作，指甲凸起表示被心臟問題折磨。

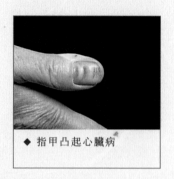

◆ 指甲凸起心臟病

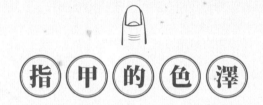

指 甲 的 色 澤

指甲的光澤

指甲的光澤以鮮明潤澤的粉紅色為最佳，這種指甲體健康。如果指甲失去光澤，多反映一個人患上了慢性消耗性疾病；若再出現橫紋、縱紋等，就更能說明有問題。

指甲的顏色

從整個指甲來看，顏色最能反映身體的氣血和寒熱狀況，一般指甲粉紅屬健康；而甲白屬寒，甲紅屬熱，甲青紫屬瘀，甲黃屬痰濕，甲黑色屬毒素或病重。

指甲斑點

指甲瘀斑點——腦血管問題

指甲若無外傷出現褐黑色斑點的人，務必預防腦部疾病的發生。有一次閒聊，有一位老人家把手伸過來，發現指甲出現黑斑，並告訴我每當發現指甲上出現瘀黑斑點時就會血壓偏高，頭腦不清醒，總是一天到晚昏昏欲睡，相當疲勞，手指發麻。

實際上指甲出現黑斑正是反映了腦部血液循環已經發生障礙的狀況，相當於一次小中風的緊急警告。於是我連忙按中風方法處理並囑其注意事項。經詳細分析點化後，這位老人家如夢初醒，才知道指甲下一個小黑點有這麼大的奧妙，自覺跟洪光經絡非常有緣。

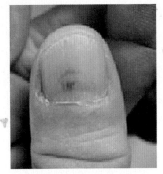

　　一般來說，右手指甲出現斑點，表示左腦有問題；左手指甲有斑點，則表示右腦有問題。

◆ 指甲瘀斑腦問題

指甲枯白點——消化系統問題

　　甲為肝之餘，指甲板上出現一個或數個枯白點，這種狀況出現的原因：

1. 成人指甲出現枯白點多見於肝功能代謝受損，特別是長期患有肝病的人，由於肝臟受損不能滋養指甲，常見到這種枯白點。
2. 小孩指甲出現枯白點多見於腸胃積滯、消化不良或有蟲積。
3. 習慣性便秘長期造成腸胃紊亂也會出現指甲枯白點。

甲上皮痏——腦問題

　　「痏」這個字很有意思，說的是指甲根的甲上皮位置上有「痏」這麼一種症狀。《黃帝內經》專門提到過這個字，但卻沒有說清楚究竟是什麼病，只是知道有「痏」病。用繆刺法，所以用「痏」字來表示有病。經過多年的觀察發現，現代人用腦過度，許多手指上有「痏」者多見於腦部微循環障礙，如腦血流圖檢查不正常、動脈硬化、頭腦不清、失眠多夢等。如果「痏」見紫黑時則頭痛頭暈，甚則發生腦腫瘤等。總之就是腦部有問題。下圖就是一位患有腦腫瘤的 14 歲小孩的指「痏」。

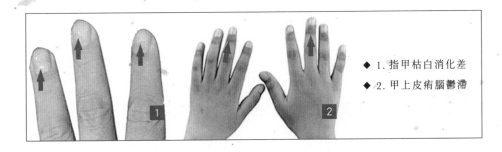

◆ 1. 指甲枯白消化差
◆ 2. 甲上皮痏腦鬱滯

甲上紅線腦疲勞

　　手平放時，在指甲上方如果出現一條紅線者，表示腦微循環不暢，氣血阻滯，提示頭部血滯供血不足；多因用腦過度，氣血供養不足，容易引起疲勞身倦、頭腦不清，甚至頭暈、頭痛症狀。

甲床凝滯肝鬱結

　　用一隻手按壓住另一隻指甲尖 3 秒，見指甲白色後放手，觀察 5 個手指甲床下血液循環回復的快慢，如果馬上呈微紅狀，則表示健康，說明血液循環順暢，內臟功能活潑；如果甲床凝滯說明血液循環不良，則與這一指頭相應的內臟問題有關。一般而言，快的表示正常，慢的表示該指所屬臟腑氣血循環有鬱滯。

　　特別是長期患肝病的人，按壓環指指甲後，甲床下有「小紅花」樣微紅凝滯，表示仍然肝氣鬱結，肝病沒有好轉。

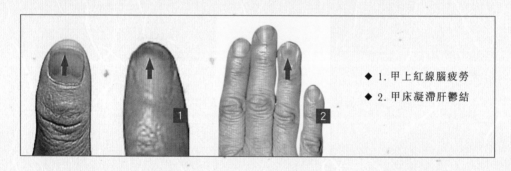

◆ 1.甲上紅線腦疲勞
◆ 2.甲床凝滯肝鬱結

指甲的形態

橫三縱四標準指甲

一般橫三縱四比例,同時指甲與手指端長度的比率,指甲長度是手指端長度的一半,這是最好看的標準指形。再加上指甲潤澤有氣,則被認為是先天遺傳相當好,表示身心健康、聰明能幹,感情和生活平穩,是標準指甲。

長指甲多有女人氣質

橫三縱五以上比例的指甲都屬長指甲。

長指甲的人多是腦力勞動者,思維能力強,感受性很敏感,感情豐富,極易受感情的驅使,很容易憑自己的感受和愛好做事,並擅長藝術工作。長指甲的人,身體總是不太結實,偏於瘦弱,不耐勞,總是精神欠佳,容易疲倦乏力、頭暈、頭痛、失眠多夢,很容易發生呼吸系統和消化系統疾病。

指甲越長這種傾向越明顯,個性容易一意孤行、氣度狹小、工作缺乏耐性,做事常常猶豫不決。特別容易失眠多夢、頭痛頭暈。所以長指甲的人應該多做運動,可是這種人偏偏喜歡安逸享受,都不喜歡運動。長指甲的人帶有女人氣質,如果男人長指甲也會帶有女人的氣質。

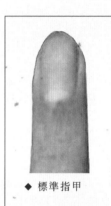

◆ 標準指甲

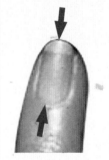

◆ 長指甲

短指甲多有男人氣質

指甲短而四方的人屬短指甲。

短指甲的人多是勞力者，是個實幹家，說幹就幹，反應能力強。平常雖然語言不多，但很現實，脾氣比較急躁，肺功能較差，容易患心臟病。

手指甲很短，甚至橫四縱三的人，做事更執着，脾氣更粗直，容易與人爭執，不過爭完後不會老記在心裏。短指甲的人常帶有男人的氣質，如果女人短指甲也會帶有男人的氣質。現實生活中許多女強人都帶有男人的氣質。

總之，指甲標準人寬容，指甲寬扁性格強，指甲扇形人緊張，指甲橢圓愛幻想，指甲細窄人自私。

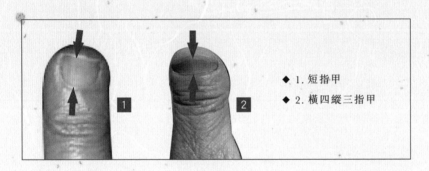

◆ 1. 短指甲
◆ 2. 橫四縱三指甲

硬指甲氣血不足

指甲硬而脆，易折斷，表示經脈氣血積滯，氣血濡養不到指甲，多見於年老體弱者。

軟指甲肝血不足

指甲軟而薄，表示營養吸收不良或有慢性消耗性疾病，微量元素不平衡，肝血不能濡養指甲。

不管硬指甲還是軟指甲，都是指甲得到營養的濡養。所以感覺自己的指甲不理想，最好要補充一些複合型的多種維他命片。

第四章

觀半月痕知健康

半月痕究竟是什麼，有什麼奧秘？為什麼有些人有，有些人沒有？

汽車司機是怎麼知道汽車後面汽油箱裏的汽油夠不夠呢？這就要看前面的油表板了。那麼人生這麼漫長的旅途，又怎樣才能知道自己後面的兩個腎的精力足不足呢？這就要看指甲上的半月痕了。半月痕的變化，猶如汽車上的油表一樣，它會告訴人體：什麼時候「滿油」，什麼時候到了「底油」，什麼時候「沒油」；還可以告訴人體加什麼樣的「油」。可惜許多人在漫長的人生旅途上，不太留意這個影響身體至關重要的人體健康「油表」。終於在人生百歲的旅途中，許多人半路拋錨。

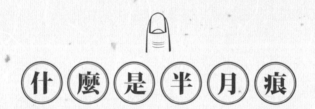

什麼是半月痕

在指甲下方 1/5 處出現一個白色的半月形，這就叫半月痕，有些人稱之為「小太陽」。

指甲是陰經陽經交接處，甲床有豐富的血管及神經末梢，是觀察人體氣血循環變化的窗口。《黃帝內經》講：「陰陽交泰生動氣，動氣者十二經之根本。」可見，指甲半月痕又稱健康圈，是人體精氣的代表。

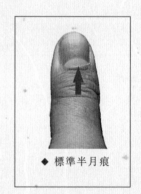

◆ 標準半月痕

半月痕的發育深受營養、環境、身體素質的影響。俗話說：「一滴精十滴血。」意思是說，一滴精的產生需要耗用十滴血。當人大病一場，疲勞透支，氣血虧空，精力消耗過度，或月經崩漏時或生小孩後半月痕就會模糊、減少，甚至消失。由此可見，半月痕可以直接反映人體正邪的狀況和推斷疾病以及預後的吉凶。

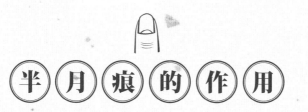

半月痕的作用

中醫的精是構成人體的基本物質。精來源於先天的稟賦及後天飲食營養。中醫認為，氣不耗歸於肝為血，血不耗歸於腎為精，精不耗歸於骨為髓。精是人體內帶有生命信息的高級能量物質，是人體生命動力的源泉。半月痕是人體精髓的窗口，表示人體精髓的貯存量。精是化生元氣（人體能量）的根源，因此由精所化生的元氣具有的作用是：

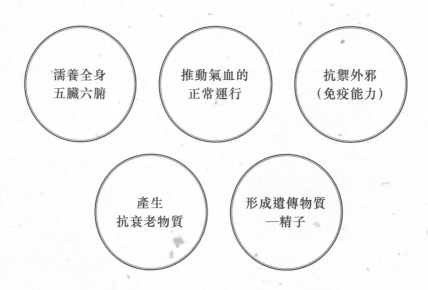

濡養全身
五臟六腑

推動氣血的
正常運行

抗禦外邪
（免疫能力）

產生
抗衰老物質

形成遺傳物質
—精子

俗話說：精足人壯。精氣充足，生長發育和生殖功能正常則精力充沛，體力強壯，機體免疫力強；反之，精氣衰弱，則生長發育不良，機體免疫力下降，容易衰老，關鍵是自我修復能力差。半月痕不但是人體精力的表示，是觀察健康的窗口，而且還是人體自我迅速修復的一種高級能量標記。沒半月痕的人，自我修復能力都比較差，一些小外傷甚至擠個暗瘡都會容易留下疤痕，更不要說大病了。生活中看到很多家屬在醫院哀求醫生要全力搶救其親人時，醫生全力搶救後，往往會說一句話：「我們已盡力了，看天意吧！」天意就是病人平時的保養，半月痕就是天意的標記。

「精不足補之以味。」精的補充最好是優質中性蛋白質，如花粉、奶類、蛋類、豆類、魚類和黑色類、堅果類、種子類、胚胎類等食物。只要保證營養，堅持手療疏通井穴，一般 1 個月後就會長出一個半月痕，往往是先長拇指，以後依次是食指、中指、環指、尾指，半年後才能長全。如果長期熬夜，夜生活精力消耗過度則半月痕又會很快消失。

民間有這樣的說法：精足人壯（半月痕足）、精弱人病（半月痕變色）、精少人老（半月痕少）、精盡人亡（無半月痕）。到了只有拇指才有半月痕時，體內精力實際上在告訴你已經到了「底油」了，需趕快補充優質中性蛋白質來加「油」。如果指甲沒有半月痕，一旦有病，身體自我修復的能力就很慢。不過沒半月痕的人並不表示有病，而是表示身體精力不足，能量不夠了，即使暫時無病，也需要迅速補養身體。

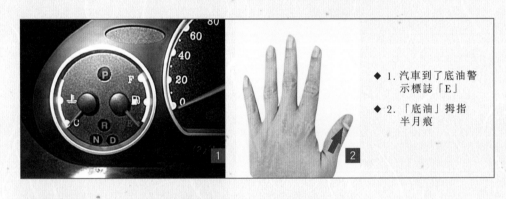

◆ 1. 汽車到了底油警示標誌「E」
◆ 2. 「底油」拇指半月痕

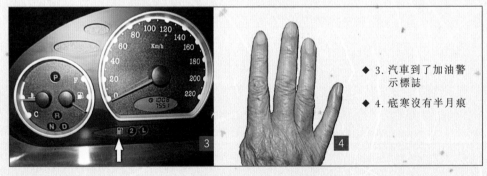

◆ 3. 汽車到了加油警示標誌
◆ 4. 底寒沒有半月痕

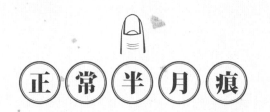

正 常 半 月 痕

生活中往往看見一些人未老先衰，一些人總是風韻猶存，區別就在於有沒有半月痕。

正常半月痕要有三種特徵：

數量

雙手8～10個手指要有半月痕。8個手指都有半月痕相當於汽車油箱加滿了油。

形態

正常半月痕面積佔指甲的1/5。半月痕太大了，會陽氣過盛，火氣偏大。半月痕太小了，則陽氣不足，容易疲勞。

顏色

人體的精髓是奶白色的，反映在半月痕上也是奶白色的，並且是越白越好，表示精力越壯。半月痕越白，質量越高，相當於汽車的「98號汽油」。半月痕灰白質量就下降，相當於汽車的「90號汽油」。半月痕變色人體體質就下降，能量不足也容易發生疾病。生活中汽車越好，汽油質量標號就要越高，同樣我們寶貴的生命應該用最高標號的能量。

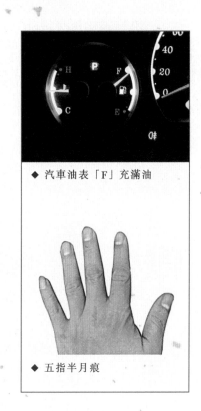

◆ 汽車油表「F」充滿油

◆ 五指半月痕

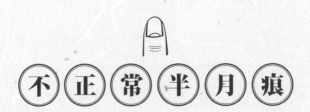

不正常半月痕

半月痕越少，表示精力越差，能量不足則體質寒，關鍵是自我修復的能力差，容易衰老。能量不足，中醫則表示陽虛，陽虛生內寒，表示其人底子屬寒，身體手腳特別怕冷。無半月痕者，雖不表示有疾病，但是需要注意的是，往往不病則已，一病則較難痊癒，即使傷風感冒也難痊癒。同時沒有半月痕的人，到中年後，性生活往往因精力不足顯得特別力不從心。

不正常半月痕可分三種類型：

寒底型——無半月痕

寒底型提示體內陽氣虛弱而陰寒較盛。由於能量不足，這種人的臟腑功能低下，則容易手腳寒冷、容易疲勞、容易過敏、容易感冒、容易衰老，甚至容易痰濕結節凝聚、發生腫瘤等病。

無半月痕的人，由於能量不足，生活上要注意不能出汗。俗話說：奪汗者無血，汗多傷精。因為出汗太過，會耗損能量。故此，無半月痕的人，運動時以身體發熱便可，不可貿然出汗。凡是出汗後顯得更加疲勞的人，就是能量消耗過度。社會上流行的「請人吃飯，不如請人出汗」，就不符合這類人了。

熱底型——半月痕過多過大

半月痕過多，甚至連尾指也有半月痕者，或半月痕過大、超過指甲 1/5，均屬熱底型。熱底型提示人體內陽氣盛，臟腑功能強壯，身體素質較好。但在病理情況下，則是陽氣偏盛，臟腑功能亢進。可見面紅、上火、煩躁、便秘、易怒、口乾、食量大、不怕冷、好動，容易發生高血壓、高血糖、中風等病。

半月痕過多過大，是體內能量（火氣）過盛的標誌，能量過剩，火氣過大。凡是這類人最好要出汗，通過出汗，消耗部分能量，體內才能得到平衡。因而這些人出汗後，身體就會感覺非常舒服。不過 40 歲以後的人運動時要記住：不可不出汗，不可出大汗。

寒熱交錯型──邊緣不清

半月痕的邊界模糊不清，顏色逐漸接近甲體顏色者，屬寒熱交錯或陰陽失調型。

寒熱交錯型提示人體內有陰陽偏盛偏衰的變化，寒熱的變化可因保養的不同而異，如因過度服用寒涼物質清熱而導致身體虛寒，因過度服用溫熱物質祛寒而導致上火。用藥失調、勞損過度，也可導致半月痕發生變化。

初期：半月痕邊緣開始不清。
中期：半月痕開始縮小。
後期：半月痕逐漸減少並消失。

能量不足，身體體質由熱變寒；精力衰退，逐漸走向衰老，體弱多病。許多醫生由於只注重局部清熱消炎，而沒有注意到半月痕這個身體素質的重要信號，給病人長期食藥，耗損了人體過多的能量，結果給病人造成了太過的傷害。所謂「食藥食藥，越吃越弱」就是這個道理。其根本就是忽略了半月痕這個人體體質警告信號的變化。

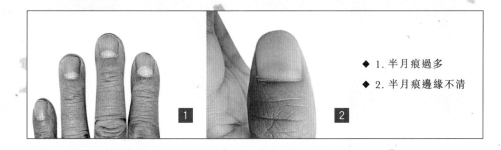

◆ 1. 半月痕過多
◆ 2. 半月痕邊緣不清

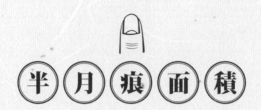

半月痕面積

半月痕面積小

　　半月痕面積小於指甲 1/5 或無半月痕，則表示精力不足，人體吸收能力較差。如果半月痕突然晦暗、縮細、消失，往往會患有消耗性的疾病，如腫瘤、出血等。

半月痕面積大

　　半月痕面積大於指甲 1/5，則多為心肌肥大，易患心腦血管硬化、高血壓、中風等疾病。

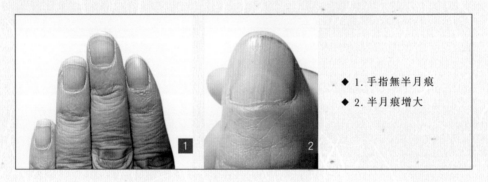

◆ 1.手指無半月痕

◆ 2.半月痕增大

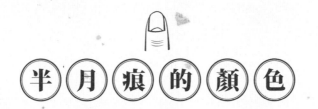

半月痕的顏色

半月痕奶白色

半月痕奶白色，表示精足強壯，體質好，身心健康。半月痕灰暗，表示精弱，體能下降。

半月痕灰白色

半月痕灰白色，則表示精弱。精弱則意味着能量不足，從而影響消化吸收功能的運化，容易引起氣血不足、疲倦乏力、體質下降。

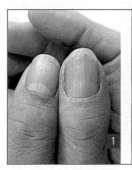
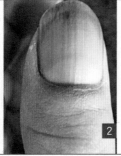

◆ 1. 半月痕顏色對比
◆ 2. 半月痕顏色灰白

半月痕粉紅色

半月痕粉紅色，表示臟腑功能下降，體能消耗過大，提示容易發生慢性消耗性疾病，如糖尿病等。

半月痕晦暗

半月痕晦暗，邊緣不清，表示氣血瘀滯、氣血循環障礙，供血供氧不足，容易發生心腦血管疾病。

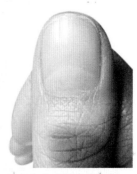

◆ 半月痕顏色粉紅色

半月痕黑色

　　半月痕晦暗或黑色常見於大病將至患者，多見於嚴重心臟疾病，腫瘤或長期服藥，藥物和重金屬中毒。

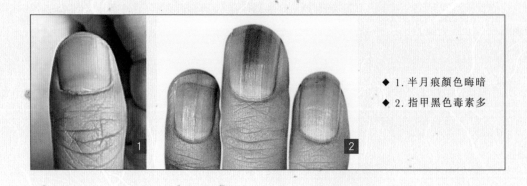

◆ 1. 半月痕顏色晦暗
◆ 2. 指甲黑色毒素多

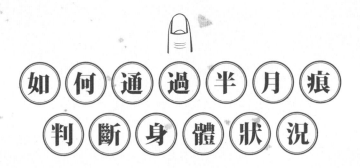

如何通過半月痕判斷身體狀況

精足人壯

半月痕同時符合以下三個條件的都屬精足人壯。

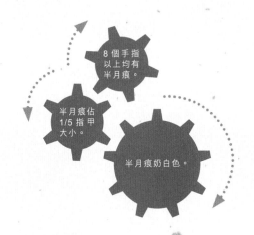

8個手指以上均有半月痕。

半月痕佔1/5指甲大小。

半月痕奶白色。

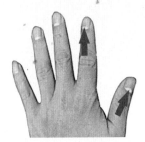

◆ 正常半月痕

精弱人病

半月痕灰白、粉紅、晦暗都屬精弱多病。

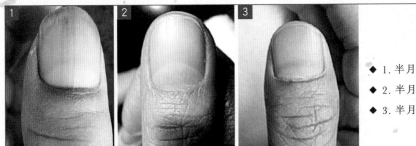

◆ 1. 半月痕灰白

◆ 2. 半月痕粉紅

◆ 3. 半月痕灰暗

精少人老

　　半月痕很小很少或只有拇指有半月痕的人，體質較弱，恢復能力差，而且很容易衰老。

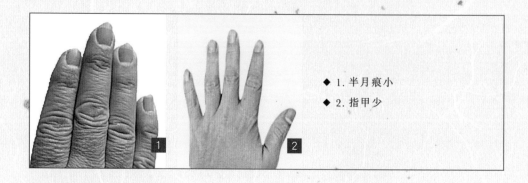

◆ 1. 半月痕小
◆ 2. 指甲少

精盡人亡

　　精盡人亡，表示沒有半月痕的人，衰老很快，提醒要趕快恢復精力，並不是馬上死亡的意思。

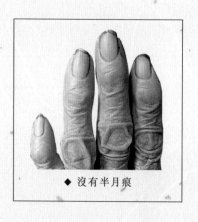

◆ 沒有半月痕

五指與半月痕的關係

拇指半月痕——關聯肺脾

拇指半月痕呈粉紅色，表示胰臟功能不良，胰臟功能減退，身體容易疲倦，容易感冒，嚴重會引起糖尿病。半月痕呈粉紅色，是在本身還沒有感到任何異常前的警告。

食指半月痕——關聯胃腸

食指與腸胃關係密切，當食指的半月痕呈粉紅色時，表示胃、大腸的消化吸收不良，食慾自然減退。

中指半月痕——關聯神志

中指與心包經關聯，當一個人精神狀況不穩定，或過於緊張勞累時，一定會感到頭昏、思路不清楚、失眠多夢。此時中指半月痕會呈粉紅色。

環指半月痕——關聯內分泌

環指半月痕呈粉紅色，表示關聯內分泌的三焦經發生異常。三焦經異常，會因寒熱失調引起體質下降，造成因陰陽失調引起的內分泌失調、更年期綜合症、月經不調等病症。

尾指半月痕——關聯心腎

當心臟血液循環不良、內臟功能異常時，都會出現某些自覺症狀。尾指的半月痕雖然顯得特別粉紅，但是心臟方面的疾病卻沒有任何症狀。因此，大部分的心臟病患者早期都不能自知，直到病情惡化時，才猛然發現。因此，在日常生活中，經常有人突然暴斃。故此，觀察心臟活動的狀況，最好的檢查就是觀察尾指和中指半月痕。

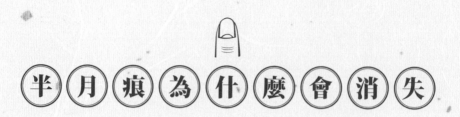

半月痕為什麼會消失

在現代的生活方式下，許多人喜歡熬夜、身體透支、夜生活過多、不良飲食習慣等，不能把營養物質轉化為精髓儲蓄起來。常見一些手腳冰冷的人，總是長不出半月痕來，實際上說明了身體已經透支，能量不足，猶如冬天溫度低，萬物也很難生長一樣。

熬夜最快消耗半月痕

子時（晚上11點至凌晨1點）以後經脈氣血回歸臟腑，是體內形成貯存能量的最佳時候，如果這時繼續熬夜，特別是子夜性生活，對腎精的消耗要比白天多。現代社會工作緊張，夜以繼日，相信很多半月痕不足的人，都有這樣一種體會：常常因為熬夜一晚，睡上3個白天也補不回來。特別是性生活過度，大量耗損精力，半月痕也隨之消失。

崩漏最快消耗半月痕

大部分手腳冰冷、月經不調的女性，半月痕都不容易長起來，特別是月經崩漏、流產或剛生完小孩的女性，半月痕都會嚴重丟失。俗話說「一滴精十滴血」，因為月經崩漏和生孩子要耗用了女性大量的氣血。記得我太太在生完小孩後，突然對我說她的半月痕全部都沒有了，經過半年的精心保養後，半月痕才逐漸恢復。可見半月痕最能反映人體能量和精力的耗用狀況。現代緊張的生活方式和不良的飲食習慣，許多女性朋友往往容易月經不調，甚至崩漏，故不少女性的手腳都特別寒涼，只剩下拇指才有半月痕了。

寒性生冷食物最快消耗半月痕

現代人熬夜生活，人體能量消耗過大，造成虛火上升。許多人就很喜歡飲食寒性食物和冰冷食物來降火，生冷寒涼食物進入體內，需要耗用大量的能量，這些人是很難長出半月痕的。不妨留意一下，廣東雖然天氣較熱，但廣東煮菜煲湯都喜歡放生薑。新加坡、印度尼西亞這麼熱，但是他們的咖喱飯、咖啡、胡椒都是很有名氣的。

清熱消炎最快消耗半月痕

現代生活節奏過快，連消炎清熱都想快，動則吃藥打針，中西藥雜進，過量的消炎清熱苦寒藥物，甚至比化療對身體能量的消耗更大。所以，食藥過多、身體虛弱、體質寒涼的人，也是很難長起半月痕的。

實際上半月痕充足，就是告知我們身體有足夠的精力和能量，去消除身體的一些小病和日常疲勞。而現代的生活方式，飲食的不良習慣，太早太快消耗了人體自身的這種能量，以致許多人精力不足、身體虛弱、未老先衰甚至英年早逝，真是令人慨歎！

不可不出汗，不可出大汗

上了40歲、半月痕少的人，運動時要特別注意掌握一個原則：不可不出汗，不可出大汗。出大汗實際上需要耗用人體大量的能量。小孩感冒發燒、打針吃藥、出汗消耗能量後就能退燒，但是病後體弱就是因為能量耗損過多。一些無半月痕的人，為什麼桑拿汗蒸後反而特別累呢？就是因為出汗耗用了大量的能量。故此，無半月痕的人，日常運動是不宜出大汗的，最好是做一些能連續堅持的一些有氧運動。比如堅持走路半小時，出點微汗就是最好的有氧運動。半月痕過多的人，才可以多出汗，否則能量過剩，日常生活中就會火氣很大。

如何迅速恢復半月痕

汽車只要加滿油，駕駛室的儀錶板馬上就可以看到指針指向 F（full）。只要充滿了油，司機開起車來就會很踏實了。那麼人生漫長的旅途，如何才能走完全程呢？要健康長壽，身體好，日常生活就要隨時學會給身體充「油」才行。問題是日常生活怎樣才能迅速恢復和保持半月痕呢？以下的方法很值得參考。

不要熬夜，學習打坐

日常生活中，能不熬夜儘量不要熬夜。因為長期熬夜，人體精力的消耗是不管你吃什麼高級營養都補不回來的。所以要養生就不要為一些不值得做的事去熬夜。如果工作不得已要熬夜，就要學會打坐練深呼吸。同時熬夜的第二天中午一定要躺下來休息，才能補回熬夜耗用的能量和時間。

不吃生冷寒性食物

由於現代生活方式，人們夜以繼日地工作，一旦熬夜，不但消耗大量精力，還因此產生虛火。許多人一旦虛火上升、煩躁易怒，就以為自己很熱氣，總喜歡去吃生冷寒涼物質來降火。人體內能量不夠，就會加大精力的消耗，又產生了虛火，形成了惡性循環。喜歡吃生冷寒涼的人，雖然暫時不一定有什麼大病，但是以長壽的生命物質來換取身體的暫時平衡。時間長了，這些人總比同齡人要衰老得快。所以日常生活應儘量少吃生冷寒涼的食物，因寒涼太傷人了。我也做了 20 多年老師，從來也沒有咽喉痛，躺下就能睡，極少失眠多夢睡不着。生活只要有規律，就不會失調出現虛火上升，就不需要用生冷寒涼食物來降火了。特別不要輕易喝涼茶和吃消炎清熱的藥。

儘量多吃中性蛋白質

俗話説：氣不耗歸於肝為血，血不耗歸於腎為精，精不耗歸於骨為髓。精髓的形成是需要大量優質的蛋白質，並耗用大量的能量才能轉化而成的。

生命是蛋白質的存在形式。日常生活中，牛肉、羊肉、烏龜、水魚都是含豐富蛋白質的營養食物。但是按中醫陰陽學説來分，牛肉、羊肉是熱性的蛋白質，吃多了會容易上火；烏龜、水魚是陰性的蛋白質，吃多了會膩滯；偏吃了都會造成蛋白質氨基酸成分失調，對形成半月痕都不利。只有多吃一些中性的優質蛋白質，人體需要的蛋白質氨基酸才能平衡，半月痕才能迅速形成。

什麼是中性的優質蛋白質

　　常見的是豆類、奶類、蛋類、魚類、堅果類等食品，還有最好的是營養全能的植物花粉。花粉是雄性植物的精子，能迅速補充人體所需要的各種營養，補充精力，很快形成半月痕，所以最好每天都能吃上 10~20 克花粉。花粉一定要破壁的才能較好被人體吸收，最好是複合多種花粉。

　　日常生活中不管你吃再多的肉，一定不要忘記補充這些中性蛋白質。我們到草原就知道，不管你吃多少肉，關鍵是每天還要喝奶茶。所以實際生活中，不要以為天天大魚大肉便可，關鍵是千萬不要忘記還要喝杯牛奶或酸奶。營養均衡才能形成半月痕。

打通井穴通經絡

　　有些人營養也夠了，也不熬夜了，但半月痕還是很難長出來。這種情況多數是缺乏經絡鍛煉，造成經氣堵塞不通，精氣運轉不上來，仍然不能形成半月痕。故此平常學會指趾頭多揉按，打通指趾頭上的井穴，消散經絡上的結節，就能迅速看到半月痕，手法參考手療篇。

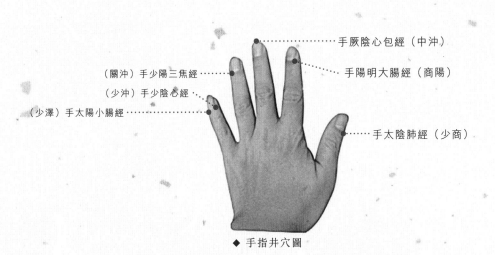

手厥陰心包經（中沖）

（關沖）手少陽三焦經

手陽明大腸經（商陽）

（少沖）手少陰心經

（少澤）手太陽小腸經

手太陰肺經（少商）

◆ 手指井穴圖

清熱消炎要謹慎

現代的生活方式，許多人疲勞透支、虛火上升、無病呻吟，甚至帶病工作、小病大治、病欲速效，醫則中西雜進，故有不死於病者，而死於藥者。由於過量的清熱消炎解毒藥會耗損人體的陽氣，所以使用時要謹慎。縱觀大自然的生物，能進化遺傳至今，一定都有一種天生天養的自我修復能力。許多動物得病後都會靜靜躺下來休養，大自然神奇的能量就能對天地間的生物進行天然的自我修復。

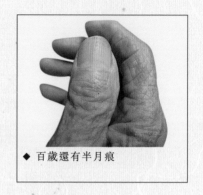

◆ 百歲還有半月痕

在考察百歲老人的過程中，發現許多健康的百歲老人指頭仍然還有半月痕。百歲老人他們能活過百歲，靠的就是人體內的這種自然修復能量。千萬年來，生命中的抵抗能力，就是不斷與外界病毒、細菌、真菌作鬥爭而產生的。現代的預防醫學免疫方法，也是基於不斷培養人體內的這種自然免疫能力。故此清熱消炎要謹慎，不要小病大治，動則打針吃藥。人生一點精力盡為後天人為所損耗，殊為可惜。

保溫最重要

有一本書《養生就是養陽氣》寫得很好：人死了就涼了，只要有點暖氣，人就不會死。身體組織達不到一定的溫度，能量不足，身體的各種新陳代謝就會下降，身體組織活動生髮不起來，體質就會下降。因而日常不但不宜吃生冷寒性食物，保證體溫非常重要。考察百歲老人，他們一年四季都穿長衣服。他們避風如避箭，不像現代人吃冰喝冷，穿露背裝、露臍裝，還要熬夜，耗散了大量的能量。許多年輕人是以青春來賭明天，賭到明天一身病。

保溫提升能量最簡單的方法就是中午 1~3 點鐘在大自然陽氣最盛的時候，溫灸臍中神闕穴和大椎穴各 10~20 分鐘，只要腹溫能提升到 35℃以上，人的整個體質和免疫力就會發生翻天覆地的變化，精力（半月痕）就會迅速產生。

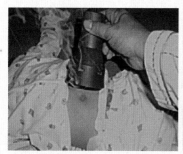 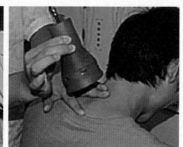

◆ 溫灸肚臍　　　　　◆ 溫灸大椎

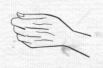

第五章

觀青筋知健康

人體身上出現的青筋，是體內廢物寒、濕、痰、瘀、熱、毒積滯的一種外在反映。

體內積滯青筋多

有打過吊針的人都知道，在打吊針之前，護士總會先用橡皮筋紮住上肢，讓青筋凸現出來，以方便打針。

現實生活中，我們沒有用橡皮筋紮住手臂，為什麼許多人上肢會凸現許多青筋呢？青筋究竟是什麼呢？對人的健康有什麼影響呢？

青筋又稱靜脈血管，通常指把血液送回心臟的血管。當靜脈血液回流受阻、壓力增高時，青筋常常在人體表面出現凸起、曲張、扭曲、變色等反應症狀。為什麼血液回流受阻呢？實際上就是體內積滯所致。各種瘀血、痰濕、熱毒、積滯等生理廢物不能排泄出體外，就會導致全身各個系統都會發生循環障礙。此時在臉部、腹部、腳部特別在手掌和手背的青筋就非常明顯。故此，青筋凸起的原因，就是體內積滯的緣故。

如果血脈中膽固醇、血脂積滯過多，血黏稠度過高，則血液循環障礙，就會容易引起血脂高、血糖高、血壓高等心腦血管疾病。

如果經脈中有痰、濕、瘀、熱、毒、積滯堵塞，就會加劇炎症反應，不通則痛，使痛症加重。

如果在胃腸道內廢物、毒素、細菌、黏液、宿便發生積滯，則久積成毒，毒害人體，輕則形成各種黑斑、白斑、血痣，重則導致腫瘤、癌症。

根據科學家屍體解剖的研究，發現癌症和衰老都是由於血瘀、廢物的積滯引起，可見積滯是百病之源。故《黃帝內經》講：經脈者，決死生，調虛實，不可以不通。

根據臨床經驗，有以下症狀者都可以考慮積滯的存在：

（1）大便難，顏色黑，黏稠大，大便時間長，用廁紙多。

（2）胃納差，食不甘，口乾澀，舌苔厚。

（3）容易疲倦，容易感冒，反復感冒。

（4）氣短乏力，精神不佳，頭腦不清，失眠夢多。

（5）按摩、拔罐、拍打、刮痧容易出現痧斑點塊、陽性反應物。

（6）容易皮膚過敏，皮膚色素沉着，多見青筋、老人斑、雀斑、黃褐斑、白斑、血痣等。

（7）食涼覺寒，食熱覺熱，虛不受補。

（8）長期性的勞心勞力、工作緊張、精神抑鬱。

（9）經常性自我感覺低熱。

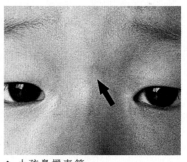

◆ 小孩鼻樑青筋

以前面 4 種症狀為主的人，多數處於亞健康狀態，隨着以上症狀越多，則説明體內積滯程度越深，多數處於疾病狀態，甚至大病將至和腫瘤發生。

俗話説：「青筋過鼻樑，無事哭三場。」這是指小孩消化不良，腸胃積滯，就在鼻樑上出現青筋。身體內的廢物積滯越多，青筋就越明顯。一般幾天不通便的人，青筋就特別明顯，通過青筋的形態就可以觀察出體內積滯的狀況。

青 筋 — 積 滯 的 性 質

寒 ·····▶	寒濕結節
濕 ·····▶	疲倦乏力
痰 ·····▶	脂肪結節
熱 ·····▶	上火炎症
瘀 ·····▶	瘀血痛症
毒 ·····▶	腫瘤癌症

青 筋 的 形 態、顏 色

青筋形態──積滯的程度

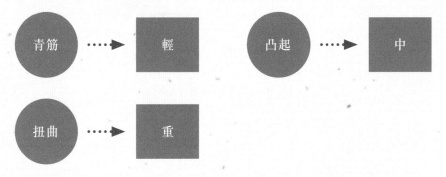

青筋 ⋯⋯▶ 輕　　凸起 ⋯⋯▶ 中

扭曲 ⋯⋯▶ 重

青筋顏色──毒害的程度

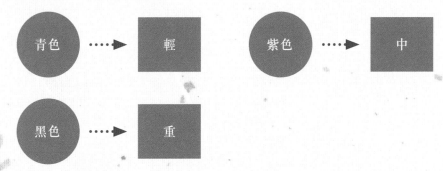

青色 ⋯⋯▶ 輕　　紫色 ⋯⋯▶ 中

黑色 ⋯⋯▶ 重

　　一般隨着青筋的形態、顏色變化程度加深，則表示體內廢物積滯越嚴重。如果青筋到達凸起、扭曲、紫黑時，往往表示體內積滯的廢物越毒，一旦久積成毒，將會大病將至。總之，身體上任何部位出現青筋，都表示相應部位所代表的問題。

青 筋 對 人 體 各 部 的 影 響

不同部位出現的青筋，就表示所對應的臟腑經絡組織有積滯，因而人體內的代謝廢物越多，身體的青筋就越多。

手背青筋

手背青筋提示腰背部有積滯，容易導致腰肌勞損、疲勞乏力、常見腰痠背痛，甚至出現肌肉緊張、硬結節。

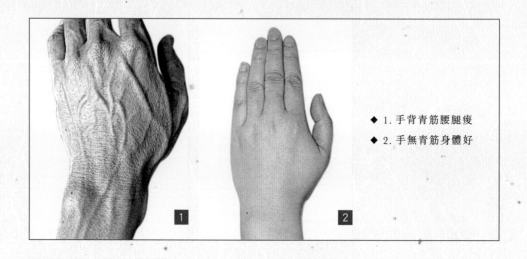

◆ 1. 手背青筋腰腿痠
◆ 2. 手無青筋身體好

手指青筋
小孩指節青筋

小孩指節有青筋，提示腸胃積滯、消化不良，甚則成疳積。

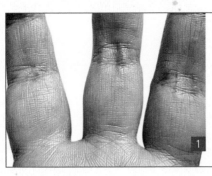
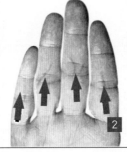

◆ 1. 指節青筋
    腸胃積滯
◆ 2. 指節青筋
    腸胃積滯

成人指節青筋

　　成人指節有青筋不但提示腸胃有積滯、宿便等消化系統問題，而且積滯還影響到頭部血管微循環障礙，導致腦血管供血不足，所以成人指節有青筋則容易頭腦不清，嚴重則頭暈、頭痛、中風。

食指指節青筋

　　食指指節有青筋不但提示大腸積滯，並且容易左側肩周痛。尾指指節有青筋，則提示小腸積滯，並提示容易右側肩周痛。

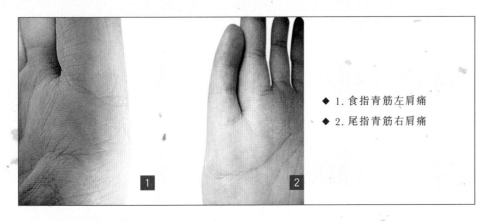

◆ 1. 食指青筋左肩痛
◆ 2. 尾指青筋右肩痛

拇指指掌關節青筋

　　拇指指掌關節有青筋凸起、扭曲，提示心臟冠狀動脈硬化，紫黑則要注意冠心病的發作。

中指指掌關節青筋

中指指掌橫紋處有青筋凸起、扭曲，提示腦動脈硬化，容易頭痛頭暈，紫黑則要注意中風。

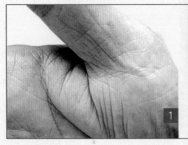 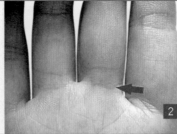

◆ 1.拇指青筋
　　心臟病
◆ 2.中指青筋
　　易中風

手掌青筋
大魚際青筋

大魚際有青筋，往往提示腰腿痛或下肢風濕關節痛。

腕橫紋線青筋

腕橫紋線有青筋，往往提示婦科疾病，如月經不調、帶下、囊腫、肌瘤等。

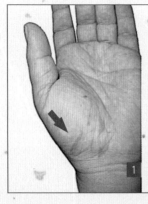 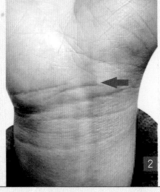

◆ 1.大魚際青筋腰腿酸
◆ 2.腕橫紋青筋問婦科

內關青筋

內關有青筋往往提示心臟方面疾病，如心肌勞損、心煩、心悶、心跳、失眠、多夢等。

內關青筋越靠近內關穴，則越早發生如失眠、多夢、心慌、心跳等心臟方面的症狀，內關青筋越凸起、扭曲、紫黑，則心臟疾病症狀越嚴重，甚則預示着心臟將要發生大病。

有一次為一位 70 多歲的老人家諮詢健康時，發現他內關的青筋明顯凸起、紫黑，就提示說：3 個月內如身上有任何不舒服或疾病，哪怕是傷風感冒也要到醫院去檢查，因為怕你併發心臟病。3 天後，這位老人家就打電話過來說，他正在醫院，要感謝我。我問是怎麼回事，他告知說：「開始對我的話不以為然，但是到了第 3 天起床時突然全身無力，像散了架一樣，思量最近又沒有出外運動，突然想起我的話，就去醫院檢查，殊料就在醫生檢查時突然心臟病發作，醫生立刻及時搶救，連醫生都說我很有福氣，來得及時，所以我很感謝你。」

生命線內側青筋

生命線內側有青筋多見於因長期工作壓力，情志憂鬱，肝膽鬱結，容易引起口苦口乾、煩躁、胸悶、肝膽病等。

虎口生命線起端青筋

虎口生命線起端有青筋，多因工作壓力或情志抑鬱，容易引起女士月經前後乳房脹痛或乳腺增生。

全掌青筋

全掌青筋甚至連手指節間都能見到，提示整個腸道不但積滯甚至宿便形成，其人多患有習慣性便秘或靜脈瘤、痔瘡等。改變排便習慣後，青筋會逐漸淺淡、消失。

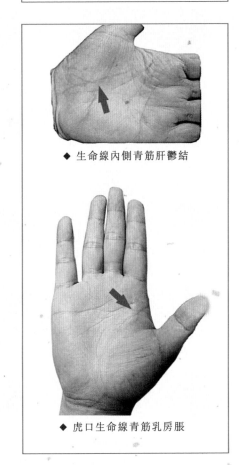

◆ 內關青筋心翳悶

◆ 生命線內側青筋肝鬱結

◆ 虎口生命線青筋乳房脹

手掌到處可見青紫色的青筋，表示由於腸胃積滯，血液酸性，含氧量低，血液凝聚積滯，容易導致血脂高、血糖高、血壓高等症。

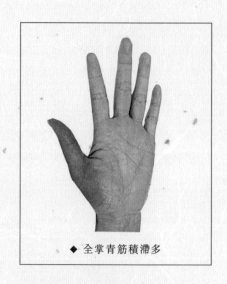

◆ 全掌青筋積滯多

肩部青筋

肩部有青筋容易發生頑固性的肩周炎，而且特別難治。

頭部青筋

太陽穴青筋

當太陽穴青筋凸起時，往往提示頭暈，頭痛；當太陽穴青筋扭曲時，表示腦動脈硬化；紫黑時則容易發生中風。

額頭青筋

額頭有青筋，提示因長期勞心勞力、緊張、工作壓力或心情壓力，容易引起腦動脈硬化。

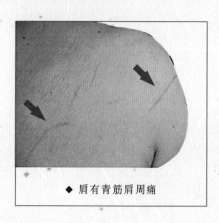

◆ 肩有青筋肩周痛

鼻樑青筋

小孩有胃腸積滯，一般都在鼻樑上出現青筋。故之鼻樑有青筋，提示腸胃積滯，並容易引起胃痛、腹脹、消化不良、大便不利。青筋紫色時則積滯情況更加嚴重。但是一般5歲以後往往就不在鼻樑上，而是在手上出現青筋了。

眼袋青筋

俗話講：脾虛眼袋大，腎虛眼袋黑。眼袋有青筋，小孩容易便秘，女士往往是提示婦科疾病，如月經不調、帶下。

嘴角腮下青筋

嘴角腮下有青筋，往往提示婦科疾病，帶下濕重，疲倦乏力或腰膝痠軟，下肢風濕。

舌下青筋

舌下青筋，相應於心臟的冠狀動脈，舌下有青筋凸起容易引起心臟疾病，心肌勞損。如果青筋凸起、扭曲、紫暗，則容易發生冠心病。

胸腹部青筋

胸部青筋

胸部有青筋多因情志抑鬱引起經行乳房脹痛，青筋凸起就要注意乳房結節、乳腺增生的發生。

腹部青筋

俗話說的「青筋過肚」，這已經是比較嚴重的經脈堵塞，多數已是肝硬化腹水或腫瘤癌症晚期。可見腹部有青筋往往是比較難治的疾病。

下肢青筋

膝部青筋

膝部青筋提示膝關節風濕關節痛，甚至關節腫大，行走不利，下蹲困難。

小腿青筋

小腿青筋凸起、靜脈曲張嚴重者，往往容易發生腰腿疾病，風濕關節痛。特別多見於久站的老師，久行的農民或喜歡熱時沖洗涼水的人士。青筋是由於靜脈血管冷熱相搏凝聚而成。寒則入骨傷筋，下肢靜脈回流受阻，最後久積成疾，甚至影響有些血壓高的人吃降壓藥也很難降壓，這是許多人日常生活中不夠注意的問題。所以，下肢有青筋的人，一定要學會日常自我按摩放鬆，並注意從此不能用冷水洗腳。

總之，人體任何地方出現青筋，不但影響外表美觀，更重要的是提示身體廢物積滯的反映。青筋即積滯，清除關鍵是平時要學會清腸排毒。清腸排毒與通便概念不同。很多人總以為天天大便就正常，忽略了清腸排毒。這就等於人們日常生活中經常要清除廁所、水壺裏的污垢一樣。日常生活中，學會運用清淡飲食來清腸排毒、拍打按摩手法來清除體內積滯，消除青筋的凸現是最好的方法。

第六章

觀三斑知健康

大部分人到了一定年紀後，體表都會長出一些斑點，其中最主要有黑斑、白斑、血痣，統稱三斑。三斑與人的健康關係密切。

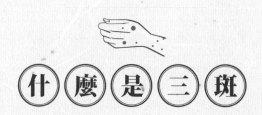

什麼是三斑

《黃帝內經》說：「有諸形於內，必形於外。」青筋就是積滯的代名詞。俗話說：久積成毒。當身體廢物積滯堆積到一定程度時，久積就會成毒，毒素就會在人體內慢慢地毒害人體，堵塞經脈、血管。在人體身上、手上、臉上就會形成各種斑點，俗稱老人斑、黑斑、白斑、血痣等。故此青筋是積滯的代名詞，人體表面的各種斑點也是人體發生積滯的另一種反映，而且積滯更加嚴重，更能說明問題。

黑斑──瘀血積滯

黑斑包括了老人斑、雀斑、黃褐斑等，多見於手背、臉上和身上。

不是老了就一定有老人斑，日常所見凡是喜歡吃肉、大便不暢、運動少、有心腦血管疾病的人到了年紀往往就容易產生黑斑，所以大多數人就以為老人就有老人斑，而且還以為是正常的，甚至還有的人說是壽斑。實際上黑斑並不是什麼壽斑，反而提示是血脈瘀血的積滯，黑斑越黑越瘀，越容易發生心腦血管的疾病，就像俗話所說的叫「棺材釘」。

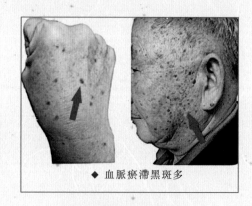

◆ 血脈瘀滯黑斑多

白斑──毒素積滯

白斑形狀大的如黃豆大小，小的如芝麻大小，多見於手背、身上，臉上很少見。日常生活中多見於身上有腫瘤或癌症的病人比較多白斑。白斑提示體內毒素的積滯已瘀塞經脈，並且白斑越白越堵。故此白斑附近的皮膚都容易晦暗瘀黑。另外一種白癜風多成片發展則不屬這種白斑。

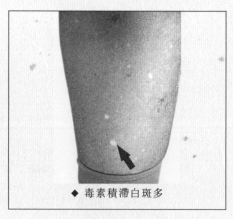

◆ 毒素積滯白斑多

血痣——肝膽鬱滯

血痣形狀大的如枸杞子大小，小的如蚊子咬過，就像一種小血泡，多見於身上胸脅、腹部、手臂和下肢。

凡有脂肪肝、慢性肝炎、膽囊炎、膽結石、酒精肝的病人身上幾乎都有血痣。身上有血痣提示肝膽代謝功能紊亂，脂肪痰濕毒素積滯。

不論什麼形態顏色的斑，根源都是體內不同廢物積滯的外在表現，都是不好的斑。斑是後天形成的，不注意保養就會越來越多，越長越大，說明毒害越來越深。

但是先天形成的痣與這種血痣不一樣，先天的痣分為紅痣和黑痣，一般終身不變。紅痣是人體氣血的精聚，故有紅痣者吉之説。但血痣則不一樣，是後天形成，是肝膽受損的警告信號。

黑痣是人體氣血的凝滯，表示黑痣所主的部位氣血衰弱，流通不暢，容易阻滯。往往到了一定時候對人體就會產生影響，故説黑痣者凶。

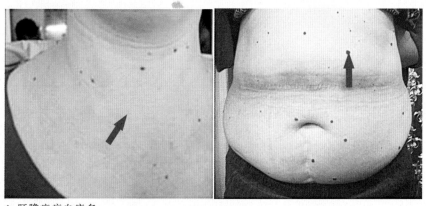

◆ 肝膽疾病血痣多

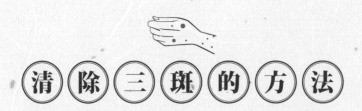

清除三斑的方法

許多人總以為人老了就會有老人斑，我在廣西永福縣考察百歲老人，30位百歲老人幾乎都不長老人斑，見《百歲秘訣》一書。實際上我認識的許多真正健康的長壽者和注意保養的人身上都沒有三斑。其實，斑在身上的出現並不是在乎好看或不好看，關鍵是斑提示了體內各種廢物對人體的毒害程度，嚴重地威脅了人的健康，並且三種不同的斑卻提示了人將死於疾病的三大殺手：心腦血管疾病、腫瘤和肝硬化。因此要想遠離疾病的三大殺手，日常一定要學會一些清除三斑的方法。

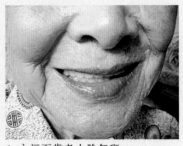

◆ 永福百歲老人臉無斑

俗話說：人要無病腸要乾淨，人要長命血要乾淨，人要無痛經脈要通。縱觀永福百歲老人為什麼長壽百歲身體好，原來健康很簡單，主要是飲食清淡，大腸乾淨，血液乾淨，再加上熱愛勞動經絡通。現代生活好吃好住，只要吃肉過多就容易長斑，那麼，日常生活中如何有簡單和有效的方法呢？我很喜歡以下方法：每週一天要素食，學會清腸通大便，經常運動出微汗，經絡學會溫灸拍。

第七章

手掌全息定位

一個人的體質是偏酸性或偏鹼性，可以從手掌上加以區分和識別。故此，觀察人的手掌，即可瞭解人的健康狀態。

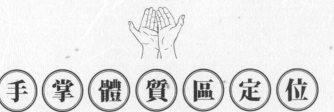

手掌體質區定位

掌中生命線所包容的區域常定為鹼性區,這一部位大而豐滿,其體質偏鹼性。從頭腦線以上到指根部為酸性區,酸性區越大,體質就偏酸性。總之,在疾病方面:鹼性體質者,多屬機能亢進、陽氣過盛,易患高血壓、動脈硬化、腦溢血、糖尿病;酸性體質者,多屬機能下降,陰氣過盛,易患低血壓、氣喘、胃下垂或癌症。

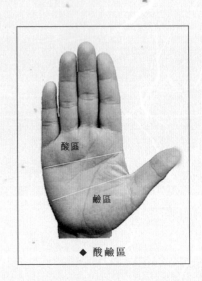

◆ 酸鹼區

鹼性體質的特點

(1)生命線較長,它所包圍的掌區比頭腦線包圍的要大。

(2)手掌向下手指伸出時,偏向拇指一側彎曲。

(3)各手指間緊貼在一起(間隙小),身體偏肥胖。

酸性體質的特點

(1)生命線較短,它所包圍的掌區較小,頭腦線以外的掌區較大。

(2)手指伸出時偏向尾指一側彎曲。

(3)各手指間間隙大,身體偏瘦弱。

比較	鹼性體質	酸性體質
皮膚	面色紅潤	面色蒼白
肌肉	壯實	柔軟
頭髮	禿頭者多	易脫髮白髮
血壓	高血壓者居多	低血壓者居多
分泌	汗多	汗少
睡眠	睡少（失眠）	睡多（昏睡）
性格	好食肉，易衝動，好鬥	好食素，勇氣不足，平靜快樂
運動	喜運動，運動後更興奮	喜安靜，運動後易疲勞
陰陽	陰虛怕熱	陽虛怕冷
疾病	糖尿病、高血壓、中風、心腦血管疾病	胃潰瘍、哮喘、癌症、風濕
營養	蛋白質、脂肪過盛	蛋白質、營養不足

酸鹼體質比較

　　酸鹼區應一樣大小，則屬中性體質。一般中性體質身體適應力比較強，比較穩定，容易心平氣和，身體健康。

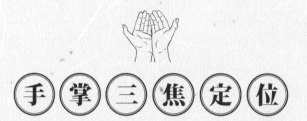

手掌三焦定位

根據手掌的全息定位，手掌又可以分為三焦區，反映人體的上、中、下狀況。

上焦區

頭腦線起端與感情線起端的連線以上，食指、中指兩指同身寸寬度為上焦區。上焦區主心肺、頭面五官疾病。

中焦區

拇指尺側緣垂直線與上焦線之間，食指、中指兩指同身寸寬度為中焦區。中焦區主肝膽、脾胃、大腸、消化系統疾病。

下焦區

中焦線以下到腕橫紋線之間，食指、中指兩指同身寸寬度為下焦區。下焦區主泌尿生殖、內分泌及腰腿疾病。

通過手掌三焦定位，可以觀察手掌上、中、下的色澤不一樣，就可以瞭解到身體上、中、下的寒熱虛實的狀況。通常見於上焦區紅則熱，中焦區暗則瘀，下焦區白則寒，所以多數人上熱下寒。

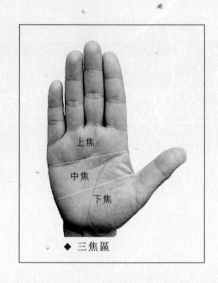

◆ 三焦區

手掌九宮定位

　　以八卦方位觀察人體健康的關係，是中國自古以來習用之法，各個卦符均為一區，均為坤、兌、乾、坎、巽、離、震、艮八區，加掌中心中宮為第九區。八卦九宮在手掌都是人體內臟的反射部位。通過手掌九宮定位，觀手時就能迅速在定位上發現異常點，並瞭解該區域所對應的身體狀況。

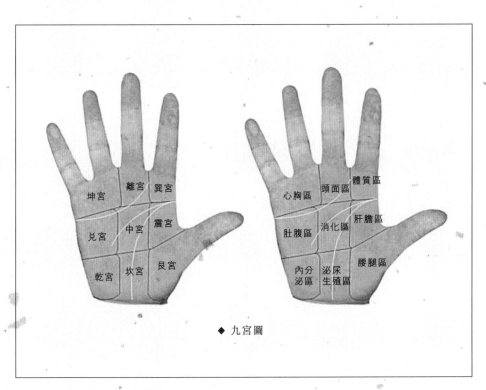

◆ 九宮圖

乾宮（內分泌區）

乾宮位於小魚際下方、腕橫紋的上方，如拇指大，表示內分泌系統的狀況。反映糖尿、小腸、大腸、闌尾等狀況。

糖尿病

在手掌小魚際乾宮中間部位，有如拇指頭大小、邊緣不清的泛紅斑塊。

闌尾

在手掌小魚際乾宮中間部位成點狀。

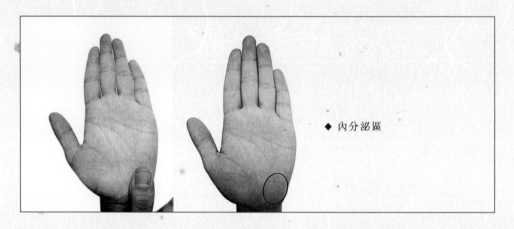

◆ 內分泌區

坎宮（泌尿生殖區）

位於腕橫紋中間上方，如拇指大小，表示腎和泌尿生殖系統的狀況。

坎宮屬水配腎，是體內泌尿生殖系統功能狀況的手診觀察部位。坎宮位置凹陷過於嚴重，異常斑點並有亂紋者多有性功能低下，男性多有陽痿早洩、前列腺炎，女性多易患不孕、月經不調、子宮肌瘤。

腎

中指垂直平分線下焦區上方的左右兩側。

膀胱

在左右腎區的下方。

卵巢及輸卵管

在子宮部位的兩側。

前列腺（男）、子宮（女）

在手掌根部腕橫紋中間上方區域。

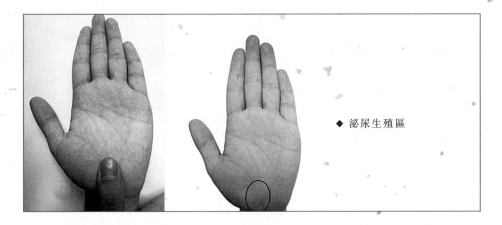

◆ 泌尿生殖區

艮宮（腰腿區）

位於拇指下方大魚際，如拇指頭大。

艮宮屬土，主脾胃功能，艮宮下方青筋浮露、肌肉晦暗，多提示脾虛不能化濕，容易腰膝痠軟、濕重疲倦。艮宮上方肌肉瘦削、無彈性，表示心臟循環系統狀況欠佳。

心臟

手掌大魚際處，拇指橫紋下方，如拇指大小。將大魚際分為左右兩半，靠拇指側為左心，靠尾指側為右心。上2／5部分為心房，下3／5部分為心室。

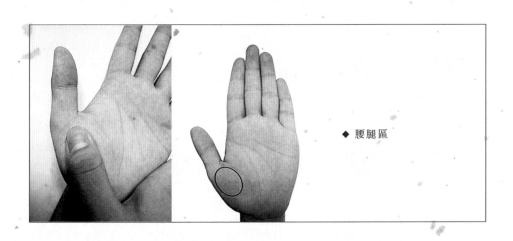

◆ 腰腿區

心冠狀動脈

拇指指掌關節橫紋中間。

腰腿

在大魚際底部，靠拇指側的下 1/2 區

震宮（肝膽區）

位於生命線拇指側，如拇指頭大。該區色澤發暗者，多見肝膽氣滯，無華者多有心情抑鬱、胸脅悶痛、乳腺增生，甚至肝膽疾病。

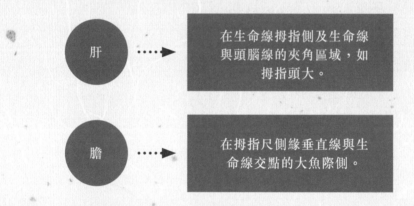

肝 ┈┈▶ 在生命線拇指側及生命線與頭腦線的夾角區域，如拇指頭大。

膽 ┈┈▶ 在拇指尺側緣垂直線與生命線交點的大魚際側。

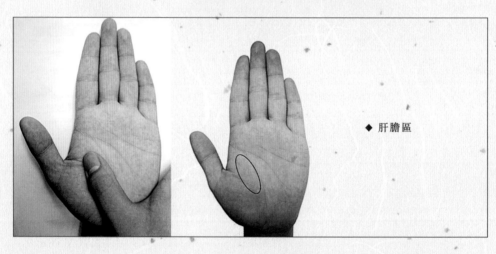

◆ 肝膽區

巽宮（體質區）

位於食指下，如拇指頭大小，表示身體素質的現狀。

該區扁平、凹陷、蒼白、多亂細紋者，多是先天不足、身體較弱、血壓偏低，容易疲勞乏力、失眠、多夢、頸椎病。

病症	對應部位
失眠、多夢、疲勞、困乏	在手掌食指近掌節的區域及該段下方。
肩周炎	在手掌上部兩側。食指下方左側為左肩，尾指下方右側為右肩。

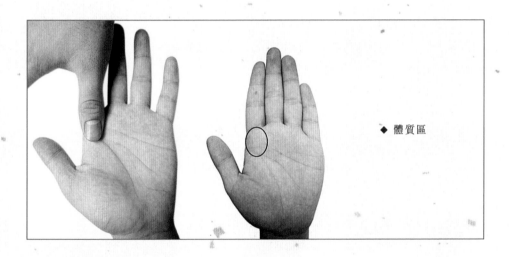

◆ 體質區

離宮（頭面區）

位於中指下方，如拇指頭大小，表示頭面、眼、耳、鼻、喉、五官的狀況。中指根掌丘不飽滿，該區晦暗，氣色斑異常，易患頭面五官疾病。

狀況	對應部位
鼻	在中指指掌交界線中點的下方。
眼	在鼻的手診部位兩側。
牙	在鼻手診的下方，咽手診的上方。
咽喉	在中指豎直平分線與手掌感情線的交點處偏上。
頭痛	在手掌中指近掌節上端。
頭暈	在手掌中指近掌節下端。
高血壓	在中指近掌節的靠拇指側。
低血壓	在中指近掌節的靠尾指側。
腦血管	在中指根部的左右兩側。

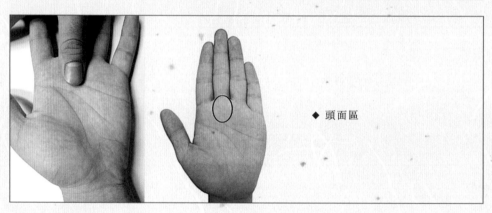

◆ 頭面區

坤宮（心胸區）

位於環指和尾指下方，感情線上方，表示肺臟呼吸系統狀況。該區位置凹陷，膚色枯白無血色，容易發生呼吸系統、氣管方面疾病，如肺氣不足。

器官	對應部位
支氣管	在環指與尾指的指縫下方，豎直向下至感情線的區域。
肺	在支氣管手診的兩側，左肺在環指的下方，右肺在尾指的下方、感情線的上方。
心包	支氣管下方與感情線交叉處為心包所在，表示精神情志方面的疾病。

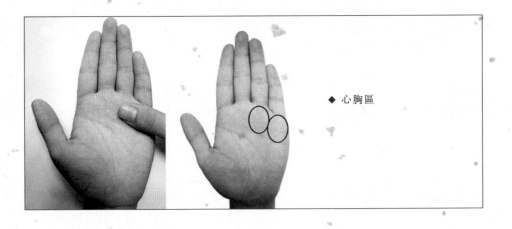

◆ 心胸區

兌宮（肚腹區）

位於感情線下方的小魚際，表示腹部大小腸的狀況。

兌宮凹陷、斑點性紅白相間，提示大腸功能紊亂，容易發生溏泄或便秘等慢性結腸炎。

（1）升結腸靠小魚際環指側。

（2）降結腸靠小魚際尾指側。

（3）橫結腸靠小魚際感情線下方。

（4）小魚際中間屬小腸區。

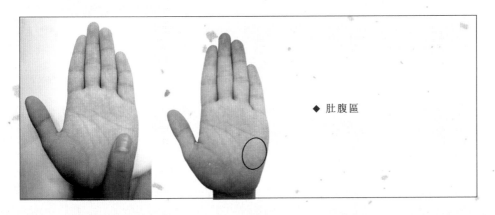

◆ 肚腹區

中宮（消化區）

位於手掌中央，頭腦線下方，表示脾胃消化系統狀況。

中宮屬火，表示營養、代謝狀況和目前健康狀況的吉凶。中宮區可反映胃腸功能狀態，古人雲：「中央深處號中宮，色似黯黑定災殃。」中宮深凹，四週掌丘拱起其中，掌褶紋清晰，顏色粉紅有光澤者，表明胃腸功能良好、心情愉快、情緒穩定、身體健康。

（1）胃區在手掌中心，頭腦線下方，如拇指大。包括胃、賁門、幽門及十二指腸。

（2）脾區在環指垂直線下，感情線與頭腦線之間的方庭位置。

（3）食管在中指垂直線，感情線與頭腦線之間。

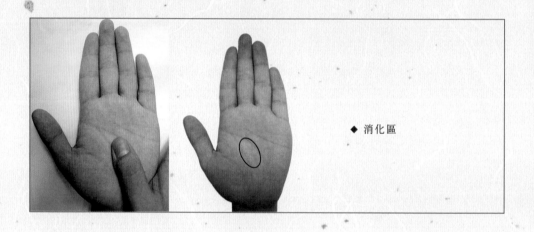

◆ 消化區

中宮區信息提示：

（1）中宮紋理散亂，多有七情困擾，常因憂鬱以致失眠，身體虛弱。

（2）中宮潮紅則虛火上升，多見於植物性神經功能失調，或慢性消耗性疾病。

（3）中宮寒涼、乾枯蒼白，多見於脾胃虛寒，消化吸收不良。容易便溏胃脹。

（4）中宮青暗提示容易胃病發作。

全掌分為9個區，觀全掌時，關鍵是先在9個區中找異常區，比如9個區氣色潤澤一致稱為常色，如果有1～2個區氣色異常，特別不同于其他區的常色，就要注意觀察這個區的狀況了。如果9個區都晦暗無光澤，則說明病情已經擴散，更加嚴重。

第八章

觀手掌氣色知健康

手掌色澤包括手掌的光亮潤澤程度和掌色變化兩個方面。觀掌最重要的是，首先掌握指與指、掌與掌、手與掌的常色和異色的對比，才能對整體素質有個概念。特別手指頭是十二經井穴的地方，經脈氣血陰陽交替之處，也是微循環密集的地方，最能反映心腦血管的狀況。而手掌則是反映五臟六腑的狀況，實際上掌指的關係就是內臟與心腦的關係。

指 掌 顏 色 對 比

　　觀掌色關鍵觀全掌和局部，全掌往往代表整體狀況，局部異常往往代表全息所對應的疾病內臟。例如：

指頭色對比手掌色

（1）手指頭偏紅、手掌偏白，多見於上熱下寒，容易咽喉痛。

（2）手指頭顏色越紅，手掌偏暗，則越是容易疲勞乏力。

指頭色對比指節色

　　指節間顏色偏暗，特別是指節充滿青筋，則是消化系統的問題，多是大腸已經積滯。

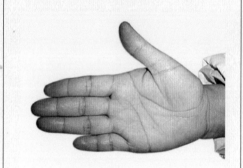

◆ 指頭色對比手掌色

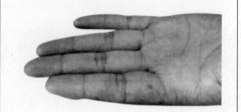

◆ 指頭色對比指節色

掌色對比腕後氣色

　　全掌色對比手腕後的掌色，全掌色越紅則血黏稠度越大，甚則血脂偏高。

　　總之，掌色過深、過淺或指掌顏色不均勻，甚至出現其他顏色，多為健康狀況異常的徵象。

　　健康嬰幼兒的手掌色就比較均勻。

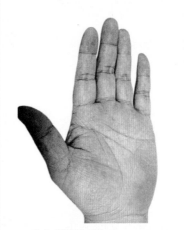

◆ 掌色對比腕後氣色

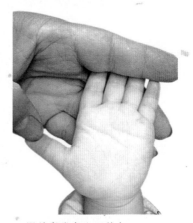

◆ 嬰幼兒掌色上下均勻

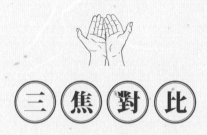

三焦對比

　　全掌代表全身，大部分不注意保養的人士，在手掌三焦定位上的顏色變化就可以體現出人的基本狀況：

症狀	易發疾病
手掌上焦部分偏紅，屬熱	主心肺、頭面、五官有熱，多見心火盛、煩躁、失眠、多夢、咽喉炎等上焦疾病。
手掌中焦部分偏暗，屬氣滯血瘀	主慢性消化系統疾病，容易發生肝膽、胃腸疾病。
手掌下焦部分偏白、偏暗，屬寒	主泌尿生殖系統疾病，容易發生婦科、男科和下肢的疾病。
上焦區紅、下焦區白	容易發生上熱下寒的症狀，多見於上則喉嚨痛、下則手腳凍的症狀。
全掌上、中、下三焦氣色不均勻，主上下陰陽失調	就容易出現一種全身性講不出的不舒服的失調症狀。

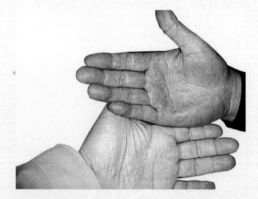

◆ 全掌氣色不均勻

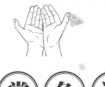

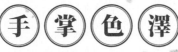

望色的概念是根據手掌上不同部位的顏色及其變化來診斷身體的健康狀況或疾病情況。中國人為黃種人，正常人的手掌呈紅黃隱隱，明潤光澤，氣色均勻，這種人的身體素質好。

望色

《靈樞·五色篇》中認為：五色含五臟，「青色」代表肝膽，「赤色」代表心，「白色」代表肺，「黃色」代表脾，「黑色」代表腎。凡屬太過或不均勻之色的就是病色。手掌五色，是指白、紅、黃、青、黑。五色代表不同臟腑的屬性和不同性質的病症，觀手掌氣色關鍵要觀全掌和局部氣色的變化。簡述如下：

白色

（1）全掌色白，多表示寒證、虛證。

（2）局部異常白點，多表示對應臟腑炎症。

黃色

黃色表示濕證、慢性炎症。濕證是中醫的一個概念，如肝炎就是濕證的一種；腸功能失調、倦怠、腹脹、無食慾是濕證的又一表現。機體患了慢性病，手掌就會出現黃色或老繭，如在胃區出現黃色或老繭，則有慢性胃炎或消耗性疾病。

紅色

（1）全掌偏紅，表示氣血循行瘀滯。

（2）手掌局部異常紅點，表示炎症加重。

（3）局部鮮紅點，表示臟器正在出血。

（4）棕色表示止血或手術切口癒合情況。

青色

（1）青色表示氣血瘀滯，當人的情緒發洩不出來時，肝鬱氣滯，手掌肝區也會出現青色，這都是氣血瘀阻的狀況。

（2）青色表示疼痛，如在腰腿區出現青色，表示這些器官因受涼引起腰腿酸痛或功能障礙。

黑色

（1）黑色表示曾患過重病或長期服藥等。

（2）老人黑斑表示生理性衰老。

（3）黑色提示腫瘤病變的信息。當全掌晦暗無光澤時，在手掌全息定位上又發現黑色、凸起、邊緣不清的斑點時，就要考慮癌症的病變。

望氣

　　望顏色容易理解，望氣就是看光澤。比如黑人皮膚是黑的，但黑得很有光澤這就健康。具體來説，在手診中就是觀察手掌、手背皮膚的光澤。觀氣色猶如觀玉石一樣，好的玉石要有通透和潤澤感。健康的手就像嬰兒一樣通透潤澤，皮膚明亮有潤澤、有通透感。紅是代表顏色，潤則稱之為有「氣」，正如古人雲：「夫光明潤澤者，氣也，有氣即潤澤，有潤澤即有光明也。」晦暗枯槁者稱之為無「氣」。在臨床工作中常見到一些危重病人，表現在手上即晦暗枯槁。即使是臨床上症狀不重或不明顯，預後亦不好。氣色鮮明、光潤，則病輕易治，身體容易康復；反之氣色晦暗，則疾病纏身、久病難癒。

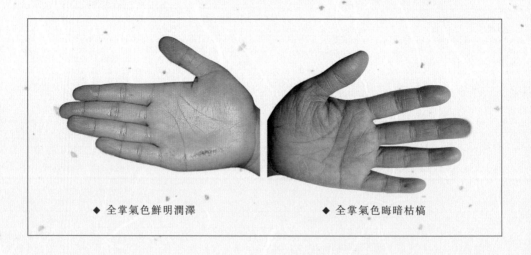

◆ 全掌氣色鮮明潤澤　　　　　　　　◆ 全掌氣色晦暗枯槁

色澤的變化

（1）氣色異常點顯現的位置在皮膚深處，說明病在裏。一般表示病症為慢性病，病情較重。

（2）氣色異常點顯現的位置在皮膚表淺處，說明病在表。一般表示病症的初起階段，病情輕，易治，預後好。

（3）若手掌上的氣色異常點由浮變沉，說明其病症在加重。相反則說明病症在減輕。

（4）氣色淺淡，是身體正氣虛的徵象；氣色深濃，是身體邪氣盛的徵象。氣色異常點的變化如在所屬反射區內密集積滯，表示病症逐漸加重。反之氣色異常點逐漸消散，表示病情好轉。

（5）皮膚顯得較厚，紋理較粗，說明內臟紋理增厚、老化。

（6）皮膚顯得較薄，光滑發亮，說明內臟功能太虛弱。

（7）全掌色晦暗，局部出現黯黑、凸起、週圍邊緣不清的斑點，呈蜘蛛網狀擴散，則更應引起注意，應及時去醫院檢查，以排除惡性腫瘤的可能性。

觀手背知健康

手背反映了人體背部的全息規律。

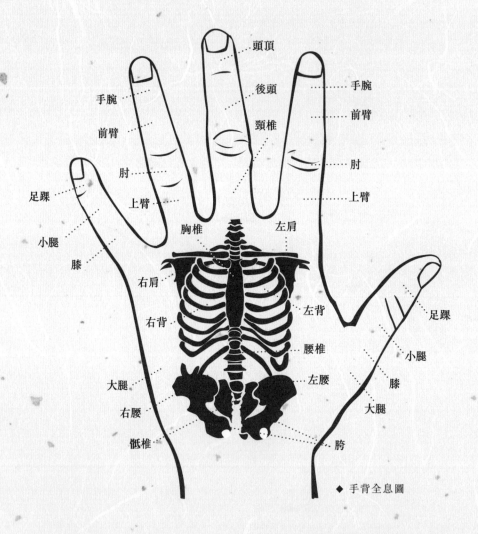

◆ 手背全息圖

（1）手背青筋凸起、扭曲，有黑斑、結節、痛點，則同時反映腰背的相應問題。靠
　　手背上部主肩背問題，靠手背下部主腰腿問題。

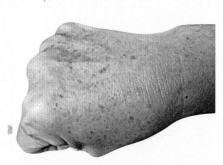
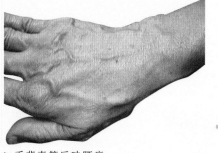

◆ 手背老年斑反映腰酸　　　◆ 手背青筋反映腰痛

（2）食指指掌關節側有青筋，反映了左側肩周問題；尾指的指掌關節側有青筋，
　　反映了右側肩周問題。如果這兩個關節畸形增生或附近有青筋凸起，多提
　　示頸椎增生、偏歪、肩周炎。

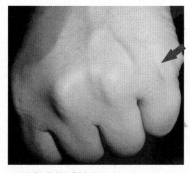
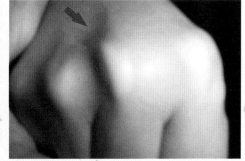

◆ 手背青筋肩周炎　　　◆ 指掌關節和頸椎偏歪

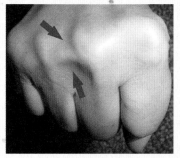
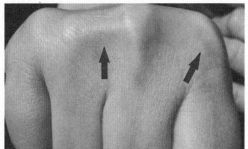

◆ 掌指關節畸形頸椎增生肩周炎　　　◆ 指掌關節間肌肉凸起肩周硬

（3）手背中指指掌關節在握拳時凸起的部分相當於人體第七頸椎的凸起，此關節面的形態反映了頸椎的狀況。如果此關節畸形、偏歪都能反映出頸椎問題。

　　一般這個關節靠尾指側有畸形或偏歪多提示頸椎右側問題，靠拇指側畸形或偏歪多提示頸椎左側問題。

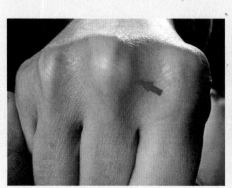

◆ 中指掌指關節凸起頸增生

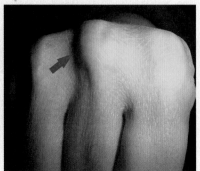

◆ 中指掌指關節偏歪頸椎不正

（4）手背發亮，像塗了油一樣，則提示人體困濕，多見腰膝痠軟；手背亮澤延伸至全個手背，提示濕重嚴重，往往全身疲倦乏力。

（5）尾指麻痺，提示第七頸椎問題。環指麻痺，提示第六頸椎問題。中指麻痺，提示第五頸椎問題。如果是四肢麻痺，則是血虛問題。

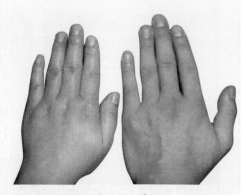

◆ 手背發亮濕氣重

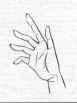

第九章

觀手紋知健康

掌紋是遺傳基因的一種外在顯示，當內外界因素一旦形成發病的條件，掌紋就會發生變化，提示這種遺傳疾病的發生。通過掌紋的這種顯示，就可以提醒人們注意身體，趨吉避凶，這是掌紋最實用的地方。

世界上沒有兩個人的手紋是完全一致的，這使手紋診斷是對對應生命體負責，從而更具有可靠性。

人們可以把手掌中的掌紋看成如同大地上的河川一樣，掌紋的分佈就像具有能量的導管，帶着生命之水流向全身的地圖。掌紋就像河流一樣有大有小、有深有淺、有清有濁和有快有慢。主要掌線和支線可以看成是河流的主流和支流，支線就像河流的支流灌溉週圍的土地一般，會把主（掌）線的影響力帶到手中其他的部位，反映在我們掌紋的形態上。深刻的掌線暢通無阻，沒有受到任何的橫線阻擋，表示能量流通順暢。若是掌線有阻礙紋或是島紋等，則顯示能量的時斷時續。許多皺紋的產生就是生命之河的乾枯，體內缺水或受損的早期警告信號。

觀掌紋的基本原則是掌握掌紋的長短、深淺、粗細、彎直、顏色、形態和一些異常紋。

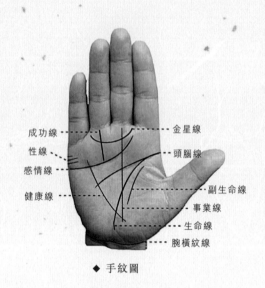

成功線 ------ 金星線
性線 ------ 頭腦線
感情線 ------
------ 副生命線
健康線 ------ 事業線
------ 生命線
------ 腕橫紋線

◆ 手紋圖

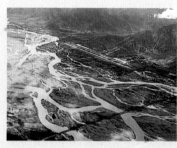

◆ 大地之河

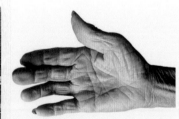

◆ 生命之紋

生命線 —— 腎線

生命線是手掌上重要的三大主線之一。生命線起源於食指與拇指之間，呈拋物線形，一直向手腕線延伸。

健康的生命線

健康的生命線，其手紋線條深刻明顯，清晰不斷，呈粉紅色，逐漸變細消失，此視為最佳生命線。拋物線所包圍的大魚際範圍越大，則身體素質越強。如果尾指不過三關，生命線就顯得更重要了。

生命線主要提示人的精力、體質、能力、健康和疾病的狀況。

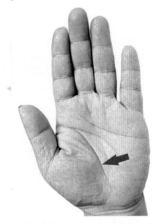

◆ 生命線

生命線的生理意義

1	表示一個人精力的強弱和個性的緩急。
2	表示一個人是否生過大病或發生意外危險。
3	表示一個人的健康狀況，即先天遺傳素質和後天保養的狀態。

生命線的形態

生命線的粗長細短

生命線象徵着主宰生命的河流，故此生命線的粗細、長短與深淺，就預示着人體不同的健康狀態。

長的生命線：長的生命線一般視為健康長壽的徵兆，的確表示此人的生理狀況較佳，預示健康時間可以維持很長的時間。但長的生命線並不是長壽的保證，生命線真正表達的信息是生命的品質而不是壽命的長短。

粗深清晰的生命線：粗深清晰的生命線，表現為生命力強、體質強、體力好，能迅速恢復精力，不易患病。

纖細的生命線：纖細的生命線，意味着體質柔弱，缺少活力，對體能運動往往沒有太大的興趣。

較短的生命線：較短的生命線，往往表示早年體能的恢復比較快，由於早年消耗過大，不注意保養，中年以後容易頓覺氣力衰退，並且代表生活中容易有重大的改變，有移居國外的可能。

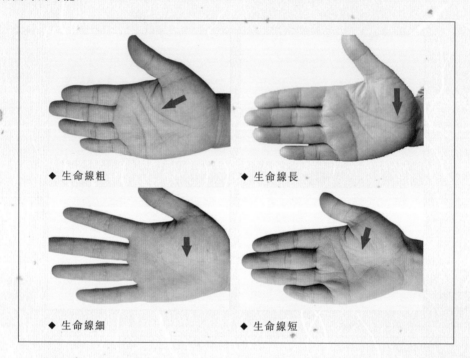

◆ 生命線粗　　　　　　　　◆ 生命線長

◆ 生命線細　　　　　　　　◆ 生命線短

生命線的弧度大小與健康

　　一般來說，生命線向外伸展形成一個大半圓形，掃過手掌中央，生命線的弧度就相對的大一些，大魚際的面積加大了。這樣的生命線，一般標誌着健康狀況良好，身體抵抗力強，並代表此人個性外向，生機蓬勃，樂於付出。而弧度越大，性格越率直開朗。相反，生命線緊包着拇指，那麼生命線的弧度就相對小了，由它圍成的大魚際面積也相對變小。這種生命線就預示着體弱多病、易患感冒等病，並代表此人比較喜歡獨處，甚至自私。

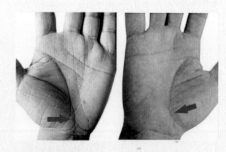

◆ 生命線弧度大（左）和
　生命線弧度小（右）

生命線斷開

生命線突然間截斷，往往顯示活動力的不足，就要注意身體的健康問題了。一隻手生命線斷開，不一定是危險的信號，多是有驚無險，但兩隻手的生命線都斷開，則要注意重大疾病或意外的發生。

生命線的島紋、斑點和障礙線

（1）在手掌的生命線上，如發現有島紋、斑點、障礙線等，這就要引起注意。一般情況下，障礙線可視其為有情緒的干擾，而島紋、斑點，則是慢性疾病的影響。倘若島紋比生命線本身粗而顯着，那就說明身體的病變比較嚴重了。

（2）生命線下方出現的多數支線，稱為魚尾紋。這種魚尾紋越多，則說明熬夜過多，性生活過度，精力耗損過多，都會在手上留下痕跡。

生命線全息表示

（1）生命線流年一般是從紋路的起點到終點算起。按傳統說法，生命線起於食指和拇指中間，那麼起點就是兒童時期。生命線的長度一般相當於 80 歲左右的生命特徵，可按年齡一個階段一個階段往下排，直排到 80 歲左右，中點則表示 40 歲左右的時段，中間到起端的中點表示 20 歲，中間到末端的中點表示 60 歲，以此類推。長有長分，短有短分。有一個問題要注意，在排流年時，一定要用「大約」的年數，遇到紋線短的，排流年時也要把短線視作人生的全過程，只不過是那一小段一小段距離也跟着相應地縮短罷了。通過手紋流年可以感知人一生的身體狀況和發生疾病的時間。

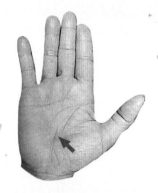

◆ 生命線斷開圖

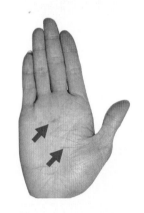

◆ 斑點和障礙線

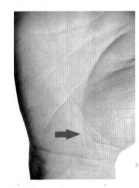

◆ 魚尾紋

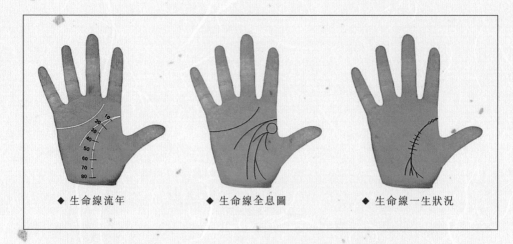

◆ 生命線流年　　　　　◆ 生命線全息圖　　　　　◆ 生命線一生狀況

（2）生命線的長度又可以反映一個人全身的生命信息，起端代表頭部開始，中部代
表軀體，末端則代表腰腿下肢。以此類推，可以預測身體發生疾病的部位。

（3）生命線的起端呈鏈狀紋，提示小孩時期營養不良、體弱多病、容易感冒，多發
生咽喉疾病。

　　　生命線中段阻力紋干擾，提示中年多有壓力干擾和疾病意外，多發生消化系統
疾病。

　　　生命線末端魚尾紋，提示晚年精力衰弱，體弱多病，多發生腰腿和泌尿生殖系
統疾病。

　　　因而，生命線基本可以將人一生的健康狀況表現出來。

生命線長短的意義

　　　生命線的長短與壽命的長短無正比的關係。生命線長並不是長壽的保證，有些
人認為「生命線短就是短壽」的説法是無稽之談。有關科學家經大量的臨床實踐，在
1952 年就已否認了這個荒謬説法。我觀察了許多百歲以上的老人，反而大部分老人
生命線都並不是很長。究其原因，長壽關鍵是注意保養身體。不過長的生命線的確表
示此人的生理情況較佳，預示健康可以維持很長的時間。生命線長短的差距在於，生
命線長的人，體力與恢復能力都比較好。但是生命線短的人，提示早期生命力旺盛，
而 40 歲後容易疲勞透支，晚年體弱多病。因而生命線短的人，早年都因精力旺盛而
太過拼搏。生命線是腎線，精力提早透支，40 歲以後就一定要注意保養了。而生命
線長，則表示一生的生命力比較均勻。故此通過生命線的形態，人們就可以及早地做
好人生旅途的奮鬥和保養時段。

頭腦線 —— 肝線

頭腦線又稱為智慧線、肝線。一般起點與大魚際線在一起，紋線逐漸變細，終於小魚際到環指下垂直線處。好的頭腦線，表示心智能力非常強，思路清晰，能夠彌補手相中其他較弱之處。具有深刻清晰的頭腦線，思考就越清明，事實聯想很有邏輯性，理解力極佳，能夠長時間專心工作。特別是現代社會，成功全靠腦袋，即與頭腦線相關。故此頭腦線的形態、長短、彎直的意義非常重大。特別是生命線，不好的人，頭腦線就顯得更重要了。因為有頭腦，事業才能成功；有智慧，生命才能長久。

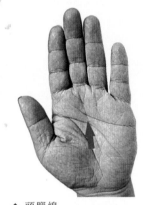

◆ 頭腦線

標準的頭腦線

標準的頭腦線，紋深而長，明晰不斷，顏色紅潤彎曲成優美的弓形，表示其人智慧高，心情樂觀而健康。此線向來被認為司掌智慧、腦力與神經系統的強弱。

頭腦線所顯示出來的健康與疾病方面的信號，大體上來說，是反映頭腦方面和肝膽方面的問題。由於人類的精神生活愉快與否，往往會對生理有很深的影響，故能明顯表示出生活態度以及支配環境的能力。

頭腦線的生理意義

1	表示一個人的思維能力、反應能力、記憶能力、適應能力、決斷能力。
2	表示腦神經、腦血管功能正常運行的調節能力。
3	表達肝膽對一個人的性格和情緒的調控能力。

頭腦線的形態

頭腦線長

頭腦線長則屬思維能力強，愛問問題，興趣廣泛；又長又彎則表示容易思考過度，甚至鑽牛角尖、想入非非。

頭腦線短

頭腦線短則屬反應能力強，心境較為實際，做事專一。據調查分析，社會上多數專家的頭腦線通常較短直。頭腦線越短，表示反應越快、性急、固執，甚至近乎於粗魯。

頭腦線直

頭腦線直代表性格率直、做事專注、言直性爽。過於平直，表示肝火盛、急躁、固執。

頭腦線彎

頭腦線彎表示思維能力強，想像力豐富，是個溝通人才。據調查分析，社會上多數畫家、詩人、作家都會有這樣的頭腦線。不過末端過於下垂者，容易憂思多慮，易患神經官能症。

頭腦線有其他紋

頭腦線有斷紋，表示頭部容易受傷或是生活方式完全改變。

頭腦線星紋，表示有實質性的生理病痛。

頭腦線有島紋，表示無法在有壓力的情況下工作，並容易發生腦部循環障礙問題，頭暈頭痛，甚至腦部疾病。

頭腦線微弱

頭腦線微弱不清，則表示此人不容易集中心靈能量或將想法順利表達出來。

頭腦線和生命線重合

頭腦線和生命線重合部分較長者，顯示此人天性較為依賴，很容易受家庭及家庭背景的影響。

如果重合處出現鎖鏈紋，提示幼年營養不良，體弱多病。

如果兩線距離較遠者，如川字掌則顯示此人勇於冒險，敢說敢幹，也比較容易倉促下決定。

一般彎長的頭腦線思維能力強，適合從事腦力工作。體育運動中最好下棋。而短直的頭腦線表示反應和行動力強，體育運動中最好打乒乓球了。因此，現代經濟社會中根據自己的遺傳表達掌紋來發揮自己的特長就顯得更重要了。例如：頭腦線短的人就不適合做財務工作。

頭腦線的形態

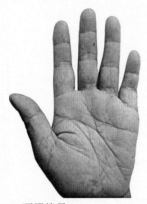

◆ 頭腦線長

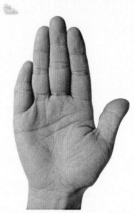

◆ 頭腦線直

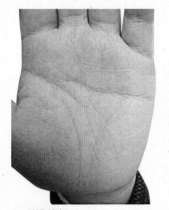

◆ 頭腦線短

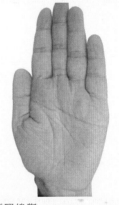

◆ 頭腦線斷

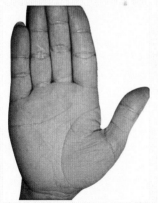

◆ 頭腦線弱

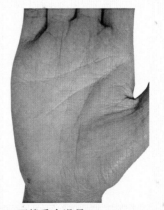

◆ 兩線重合過長

頭腦線全息表示

頭腦線起端有鏈狀紋，表示幼年營養不良，多患呼吸系統疾病，容易感冒和咽喉發炎。

頭腦線中端有干擾紋，表示中年用腦過度，比較勞心，容易頭暈頭痛，如果形成島紋則要注意腦瘤的發生。

頭腦線末端太長、分叉，有魚尾紋，則說明用腦過度，容易神經衰弱、失眠、多夢、易醒、入睡難。

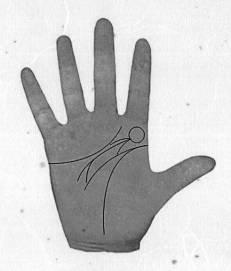

◆ 頭腦線全息圖

感情線——心線

感情線也叫心線。

感情線是由尾指側的掌邊開始，彎向食指方向，到達食指和中指指縫之間為標準。

健康的感情線

健康的感情線紋理清晰、深刻，連貫無斷裂，顏色紅潤，末端不可短於中指中心垂直線為標準。標準感情線在食指和中指之間，天性溫柔親切，愛得很深，喜歡為你所愛的人做事，包括對情人、家人和朋友都是如此。顧名思義，感情線一般是用來判斷一個人的感情狀況的。實際上，感情線不但代表情愛，也表達了關於心臟和血管方面的寶貴信息。因而通過感情線來檢查一個人的身體狀況，能清楚地反映出以心臟為主的循環系統的運行狀況。

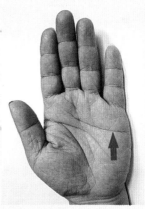

◆ 感情線

感情線的生理意義

1	反映心血管狀態和情志。
2	反映情緒的控制能力。
3	可以檢查一個人的感情生活好壞。

感情線的形態

感情線清晰

感情線深刻清晰顯示此人對感情有自信，對人溫和慷慨。但如果此線是手中最突出的掌線，則可能顯示此人容易讓感情控制了生活中的其他方面。感情線有此現象的人，通常較為衝動，不去考慮後果。

感情線直

感情線直，心也直，對感情深思熟慮。對感情線較直的人來說，非常重要是要找到志同道合的朋友。

感情線長

感情線長，終點在食指的底部，表示在感情上有完美主義的傾向，對所愛的人標準很高，期望也很高，一旦認定一個人，就會全心付出真愛。不過感情線太長就會容易成為工作狂，伴侶和家人經常會有被忽略的感覺。

感情線短

感情線短的人，不願被別人綁住，喜歡享樂，對於親密關係缺乏責任感。

感情線尾端分叉

感情線尾端分叉，特別是感情線尾端分叉叉向頭腦線，容易在感情上受挫，甚至會移情別戀。

感情線不清

感情線微弱不清的，表示很容易受別人的影響，容易因為不確定與不安而破壞彼此的關係，因而感情可能有問題或很難令人滿意。

方庭

感情線與頭腦線之間的間隔距離稱為方庭。方庭距離較大，顯示此人很外向，氣量大。距離小者，則是懂得自我反省的人。不過方庭狹窄多為肺活量較小，氣量不足，容易疲倦乏力，短氣上氣。

感情線全息表示

感情線上有干擾紋、島紋，提示情志或壓力影響到心肺系統的功能。

感情線起端，在尾指到環指之間見島紋多，則反映頭部和咽喉疾病。

感情線中段在環指到中指之間，有阻力線切過，有島紋，易患循環系統、呼吸系統疾病。

感情線末端在中指以上，反映泌尿生殖系統疾病。末端分叉、魚尾紋則容易患乳房疾病。

感情線過長，到達食指，表示自幼多患胃腸疾病，消化吸收不良，容易感冒。

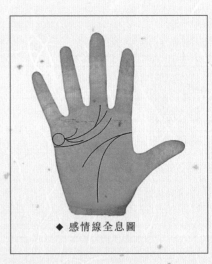

◆ 感情線全息圖

除以上三大掌紋外，下面介紹的輔助掌紋並不是人人都有的，但是對人的影響也很大。

事業線——勞心線

　　事業線多起於掌根部，上行延伸向中指方向。

　　事業線也叫機遇線或命運線。原因之一是它跟一個人的事業有一定的關係，因此它能象徵一個人的成敗、禍福，表示一個人一生的機遇和命運。

　　事業線最好是細而淺，其線越長並延伸到中指，事業心就越重。但是由於事業心重，表示其人個性強，容易勞心勞力，凡事親力親為。一般當官的和大企業老闆大多都有這條線。這種人雖然事業成功，但健康狀況往往不好，中、晚年容易發生心腦血管方面的疾病。因而事業線不能太粗，太粗了就太勞心了。不妨留心觀察大部分有一定領導能力、有事業的人，都有這一條事業線。

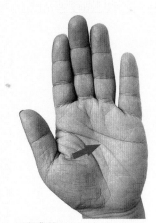

◆ 事業線

事業線的生理意義

1	事業線是一個人適應能力強弱的表示。
2	事業線跟一個人的事業逆順有一定關係。
3	事業線象徵一個人做事的成敗得失。
4	事業線代表一個人一生的種種機遇。

　　事業線反映人的精神、願望和機遇。生命線較弱的人，事業線有彌補生命線精力不足的作用。沒有事業線的人，生命線就起主要作用。如果尾指過三關，又有事業線的人，相對而言精力就比較旺盛。

事業線的形態

（1）深刻清晰的事業線，具有領導氣質，做事自動自覺，能夠掌握自己的命運，是個很認真和值得依賴的人。

（2）事業線末端分叉，表示此人在生活和事業都能得到滿足和成功。

（3）事業線從手掌中心開始，大器晚成，中年時可能會找到新方向。

（4）微弱模糊的事業線，顯示人生不安定，沒有方向。通常會受到所處環境的支配，容易錯過掌握自己命運的機遇。但是只要用心學習、努力工作，假以時日，微弱的事業線也會逐漸增強。

（5）沒有事業線的人，常常是那些生活多彩多姿、不受任何傳統束縛的人。

（6）事業線上的橫紋、島紋、斷紋、星紋，代表會遇到阻力、挫折、困境。工作上的不滿意，或是發生經濟拮据的窘況，或是職場以及生活方式有重大改變。

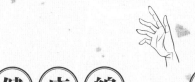

健康線 — 不健康

　　健康線是由掌根中部出發斜向尾指根部。一般健康人多無此紋,反而身心疲倦、身體不健康的人才有此紋,故此應該改稱「不健康線」。

健康線的生理意義

　　有健康線,表示身體有慢性消耗性的疾病,尤其是消化系統和呼吸系統。健康線形態不同,可反映出不同的臟腑狀況。問題是健康線呈綜合形態時,則提示五臟同時受損。

健康線的形態

彎肝腎

　　健康線彎彎曲曲延伸至尾指,多表示肝、腎功能虧損或肝、腎的疾病。

斷脾胃

　　健康線斷斷續續地延伸至尾指,多表示脾胃方面的慢性疾病。

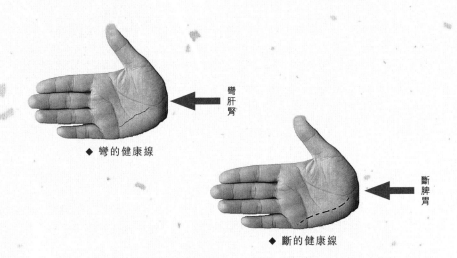

彎肝腎

◆ 彎的健康線

斷脾胃

◆ 斷的健康線

島形肺

　　健康線呈鎖鏈狀延伸至尾指，多表示肺功能虧損，容易發生呼吸系統疾病。

心穿生命線

　　健康線穿過生命線延伸至尾指，多表示心血管系統疾病。

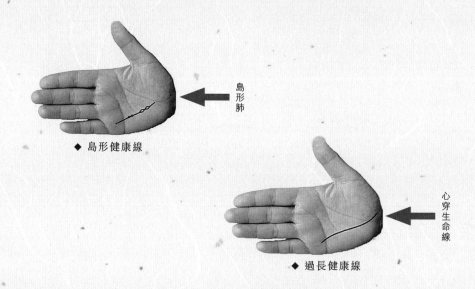

◆ 島形健康線

◆ 過長健康線

金星線 — 肝火線

金星線又稱肝線，是在感情線上食指之間的
橫紋線。其生理意義：

（1）表示心理、情緒狀態的好壞，反映人肝火比
較旺盛、性格比較直。

（2）表示肝臟對酒精的解毒能力差，一喝酒就
容易口苦。凡口苦的人，喝酒容易患酒精中
毒、肝硬化、慢性肝炎。故有金星線的人不
適宜喝酒。

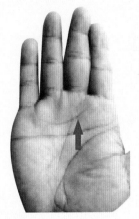

◆ 金星線不宜喝酒

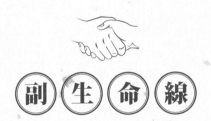

副 生 命 線

副生命線又稱保險線，指生命線旁、大魚際
內側出現一種掌紋，因它緊貼在生命線旁邊而得
名。圖中原生命線斷開但生活規律以後又長出一
條副生命線，因而其生理意義：長期注重保養的
人往往產生此線，表明人的腎氣充足、身體強健、
精神飽滿，保養比較好，且身體調節性強，具有
患病後很快恢復的能力。

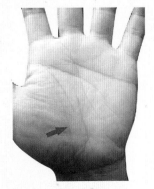

◆ 副生命線

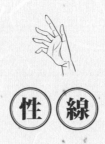

性 線

在尾指根掌尺側緣的幾條短的橫褶紋，多數有 2～3 條。該線以深刻、清晰、色淡紅者為佳。

性線的生理意義

（1）反映生殖功能的強弱，一般粗長為壯，細小為弱。

（2）只有一條或無者，女性多為發育不良或不育不孕，男性多見少精症、無精症、陽痿症等。

（3）性線過長、直彎向感情線，表示容易患有前列腺或婦科方面疾病。

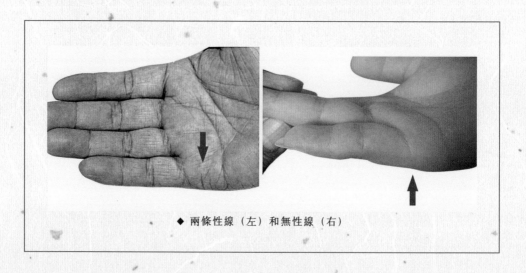

◆ 兩條性線（左）和無性線（右）

腕橫紋線

掌根處的腕橫紋線。健康腕橫紋線的標準，腕橫紋線清晰、完整、不中斷，以掌底（即掌近端）肌肉厚實為佳，三條沒有斷裂的手腕線代表的是長壽。女人最靠近手掌的那條手腕線是代表婦科方面的健康。

腕橫紋線生理意義

（1）表示泌尿生殖機能的狀況。

（2）腕橫紋線不清晰、斷裂、鏈狀、凸起等形態，對泌尿生殖系統影響都比較大，容易發生婦科和男科的疾病，甚至造成不育不孕。

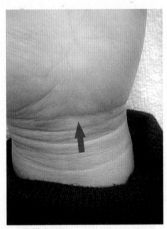

◆ 腕橫紋線

常見的異常紋

異常紋是手掌的非正常紋線，往往是身體出現異常才出現的紋，故此觀手時要特別留意這些小異常紋，常見的如下：

心 艹十乂乀 丷 丷
肝 △ㅿ卜 一
脾 井田未丰
肺 ○△ 拼 〜 ⸫
腎 ✳＊ 〜 〜

◆ 常見異常紋

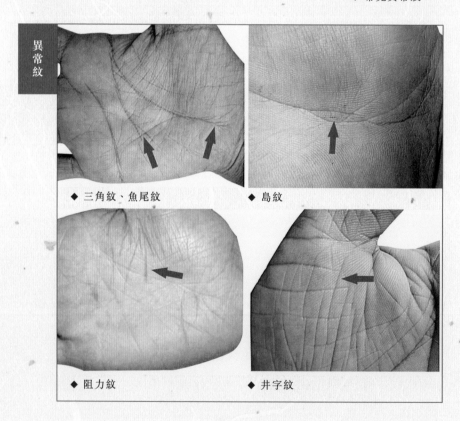

◆ 三角紋、魚尾紋　　◆ 島紋

◆ 阻力紋　　◆ 井字紋

異常紋

「十」狀紋

表示與所在某個臟器功能失調、透支、虛弱有關。

「△」狀紋

表示肝膽的問題，與情志不暢有關，容易發生肝鬱氣滯，形成膽囊炎、膽結石。

「米」狀紋

表示所對應的臟器發生嚴重的氣滯血瘀，形成結節積聚，甚至結石、腫瘤病症，病情較重。

「島」狀紋

提示腫瘤或腫塊結節的存在，但是過大的島紋只提示所在區域臟腑虛弱。

「井」狀紋

提示與慢性消耗性或慢性炎症有關，炎症時間長，變化緩慢。

「魚尾」狀紋

魚尾紋是紋的分叉，與身體疲勞虛弱、精力下降有關。除了三大主紋外，凡紋有分叉者，叉到哪裏哪裏差，越叉越差。意思是說，紋線越分叉，身體越差。

阻力紋

所有橫切各主線的不正常短線都稱為阻力紋。阻力紋位置不固定，其細、短、淺時，多表示慢性和消耗性疾病；粗、短、深時有臨床意義，往往提示急性疾病或意外。

主紋一般不變，細紋是可以新生的，並影響主紋。當一個人長期處於心情不穩定或過於勞累時，掌中可新生出許多細小阻力紋，所謂紋亂心也亂。故此通過掌紋的浮沉、消長，只要留意就可以觀察人體疾病和日常保養的狀況了。

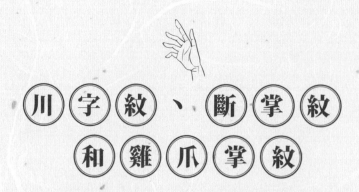

川字紋、斷掌紋和雞爪掌紋

在觀察掌紋時，有這三種掌紋的人特別注意。根據生物全息規律，這三種掌紋的人由於生命線和頭腦線開口夾角偏大，又位於手掌全息肝區位置，而且掌紋多數屬直紋。故一般肝火旺盛，形成性格直爽、脾氣煩躁、容易上火、口乾口苦，甚至容易患上肝病。留意觀察大部分患有乙肝的病人，多見於這類掌紋。

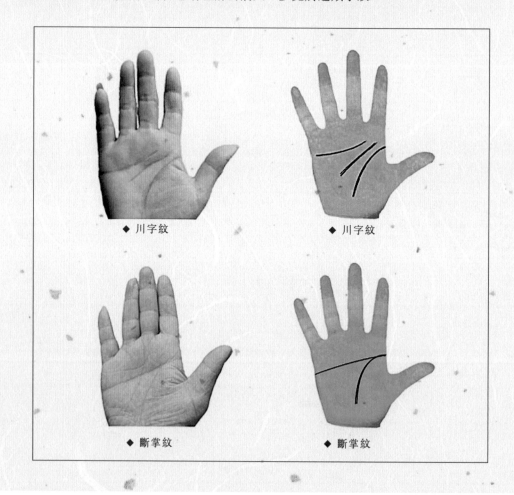

◆ 川字紋　　　　　　　　◆ 川字紋

◆ 斷掌紋　　　　　　　　◆ 斷掌紋

斷掌、川字掌有男人性格

　　男人一般多為斷掌，女人多為川字掌。特別是女強人，十個女強人九個川字掌。凡是有斷掌和川字掌的人，都具有男人性格，表示性格獨立、個性堅強、自信心強、敢於冒險。凡事以目標為導向，以自我為中心，做人做事非常執着，甚至固執。因此，往往成功的是這種人，失敗的也是這種人。

　　俗話說：男人斷掌千斤兩。有斷掌的人，由於肝火過盛，早年精力旺盛，不知疲倦，因而生活上往往很不注意。如果經常熬夜、飲酒和食用燥熱食物，則很容易發生肝炎、脂肪肝、膽結石、膽囊炎、酒精肝、肝硬化等肝膽疾病。

　　由於早期精力過旺，斷掌和川字掌的人多不注意保養，一般到了40歲後才會覺得氣力頓覺衰退，力不從心。故此40歲後有川字掌和斷掌的人，最好要注意身體的保養和情志的修養，才能有身體、有事業、有家庭。

　　小孩的手上如有此線，有多動傾向。

　　假斷掌實際上是感情線連上了頭腦線，不少女性都有。凡有假斷掌的女士容易感情用事，不夠理智，被感情干擾。由於容易感情用事，一般都是個好心腸的人。常言說：好心沒好報，多數是指這種掌紋的人。具有這種假斷掌的女士，男女交往時，特別注意不要感情用事，否則吃虧的總是自己。

　　雞爪紋的掌紋最大特點是一源三岐——生命線、頭腦線、感情線都在一個起源。有這種掌紋的人，往往是先天身體素質欠佳，從小雖無大病卻總是體弱多病，往往感情用事，依賴性比較強。即使沒有什麼大病，總是疲勞乏力，力不從心。有這種掌紋的人，最好從小就開始注意保養身體，生活要有規律，從事健康工作。

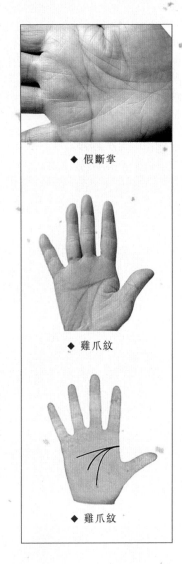

◆ 假斷掌

◆ 雞爪紋

◆ 雞爪紋

雙手之間的差異

雙手之間的差異，一隻手顯示你天生的特質和能力，而另一隻手則可看出你如何展現這些特質與能力。

若雙手的掌紋相似，則顯示你的人生的歷程一帆風順、有驚無險，沒有太大的波折。

若雙手的掌紋有明顯的不同紋路，則顯示你天賦的潛力仍沒有開發出來，或是你成功人生的背後有着一番不可奉告的辛酸歷程。

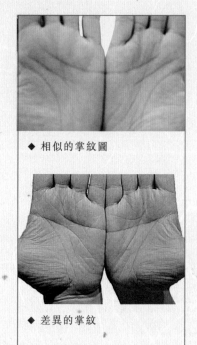

◆ 相似的掌紋圖

◆ 差異的掌紋

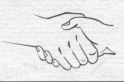

第十章

疾病全息診斷

俗話説：十指連心。説明手掌的各種敏感變化，都能敏感地感受，並能反映出身體內在的各種生理病理的變化。但是全靠手診來診斷確認疾病，則手部的信息量還是不能完全説明問題。故此手診疾病全息診斷只能提供一些明顯的、主要的證候，以供參考。

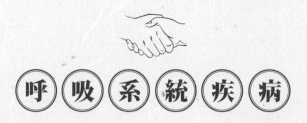

呼吸系統疾病

（1）手掌、鼻樑、大魚際青筋暴露。

（2）感情線干擾紋多。

（3）手掌鼻、咽、支氣管、肺區有對應潮紅異
常點，則有炎症發燒。

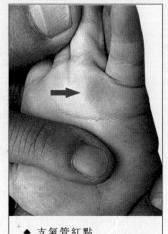

◆ 支氣管紅點

消化系統疾病

胃及十二指腸潰瘍

1. 胃區有異常點，則表示胃部疾病。

2. 胃區有「米」狀紋，表示氣滯血瘀積聚，要注意開刀做手術。

3. 胃區色白胃寒脹，胃區色紅胃火痛，胃區痿黃胃萎縮，胃區青暗則刺痛。現代人多生冷寒涼，飲食失調，胃區多色白青暗。

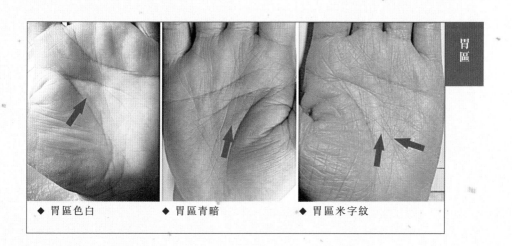

		胃區

◆ 胃區色白　　　◆ 胃區青暗　　　◆ 胃區米字紋

結腸炎

結腸炎有三種：

1	**過敏性結腸炎**：小魚際紅白相間斑點，則大便泄瀉或便溏。
2	**便秘型結腸炎**：手掌伴有脂肪堆積、小魚際靠拇指側多見橫紋。
3	**便溏型結腸炎**：小魚際赤白肉線青暗明顯，橫紋增多，並伴有漏空指。

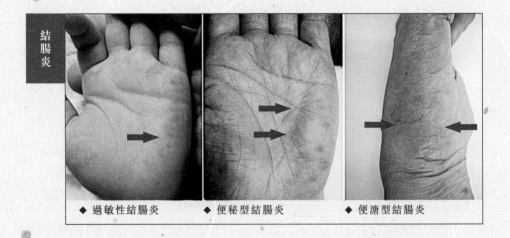

結腸炎

◆ 過敏性結腸炎　　◆ 便秘型結腸炎　　◆ 便溏型結腸炎

便秘

1. 手掌有靜脈怒張者是腸內有糞便停滯的表現。小魚際有青筋是盲腸部有宿便積滯，手指節有青筋，是橫結腸內有宿便積滯。男的左手大魚際有青筋是降結腸有宿便積滯，右手大魚際有青筋是升結腸有宿便。女的相反。腕橫紋有青筋，是乙狀結腸和直腸有宿便積滯。

2. 左手掌有（青筋）靜脈曲張者，雖每日大便，但大便幹、硬，排出困難。右手掌有青筋者則二、三日或更長時間排便。

3. 生命線分支多，伴有掌色晦暗或青筋多，則說明便秘已影響健康，引起許多疾病了。

4. 便秘輔助全息診斷：

（1）鼻：兒童易鼻血者多便秘。如果右鼻發癢者小腸乾燥，左鼻發癢者大腸乾燥。

（2）唇：唇乾燥或發白，口唇緊閉呈「一」狀。

（3）甲：拇指上甲有橫紋。

（4）舌：舌苔厚。

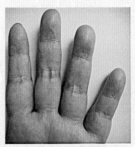

◆ 便秘會手掌青筋便秘多

肝炎

1. 肝區發暗。

2. 肝區夾角內有「△」紋和島狀紋。

3.頭腦線、生命線上有干擾紋。

4.掌色暗黃，有光澤者輕，濁暗者重。

5.輔助全息診斷：

（1）甲上有串珠狀凸起或白枯點。

（2）舌質紫暗，發青。

（3）眼球上有一條「一」字形的血管。

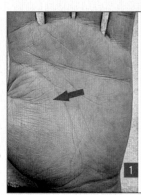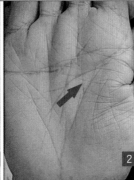

◆ 肝區青暗

◆ 肝區形成「△」紋

脂肪肝

1.十指呈腰鼓形鼓起，十指間無漏逢，掌厚肉滿、掌色潮紅或紅白相間斑點。

2.肝區有脂肪白隆起。

3.身上有血痣。

4.肝硬化則伴有膽區、肝區青暗和肝掌出現。

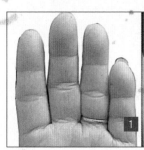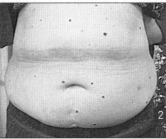

◆ 指節肥胖

◆ 身上有血痣

膽囊炎

1. 第一膽區有懸針紋。

2. 第二膽區形成三角紋和米字紋。

3. 肝區發暗則脅脹痛。

膽石症

1. 第二膽區形成三角區或頭腦線末端突然被橫紋切斷。

2. 第一膽區有凸起白亮點。

3. 肝區有青筋或晦暗。

4. 輔助全息診斷：凡肝膽疾病早床後最容易口乾口苦。

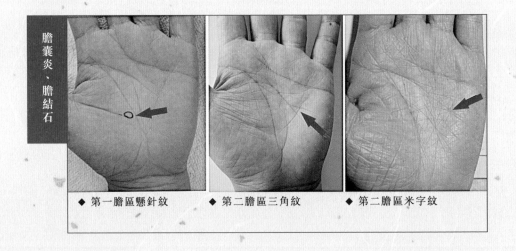

膽囊炎、膽結石

◆ 第一膽區懸針紋　　◆ 第二膽區三角紋　　◆ 第二膽區米字紋

腦血管系統疾病

心律失常

1. 方庭有青筋。

2. 大魚際心區紅白異常點。

風濕性心臟病

1. 拇指根部有青筋，伴「米」狀紋。

2. 生命線尾部有干擾線出現。

3. 手指呈鼓槌狀。

4. 心區青暗異常點。

5. 輔助全息診斷：

    （1）中指、食指甲體見凹陷橫紋。

    （2）雙側面頰暗、口唇紫紺。

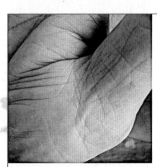 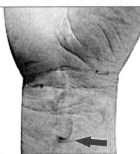 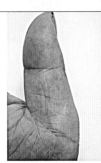

◆ 拇指根內青筋凸起　　◆ 內關穴附近青筋凸起　　◆ 鎖鏈紋和島紋

冠心病

1.拇指根內青筋凸起、扭曲，大魚際有暗紅色異常點。

2.拇指指掌關節橫紋呈鎖鏈紋和島紋。

3.生命線尾端有島紋，或干擾線切過。

4.手形方，手指短，呈鼓槌狀。

5.輔助全息診斷：

    （1）內關穴附近有青筋凸起、扭曲，多見於心肌勞損，如扭曲、紫色，就容易冠心病發作。

    （2）耳垂有橫切紋，印堂有橫紋。

    （3）舌下青筋曲張。

心肌梗死

1.生命線尾端有「米」狀紋。

2.拇指根和內關青筋凸起、扭曲、紫暗。

3.大魚際心臟區有暗斑點。

高血壓

1.中指一節靠拇指側有連串白色異常點浮現。

2.大魚際隆起，掌色鮮紅。

3.指節肥滿。

4.輔助全息診斷：

    （1）甲短闊平堅硬，半月痕偏大。

    （2）眼白內有紅細血管。

    （3）頸動脈搏動。

    （4）印堂有豎紋或泛紅。

低血壓

1.中指一節靠尾指側有連串白色異常點浮現。

2.印堂發白、發暗。

3.手指細長，三大主線變淺。

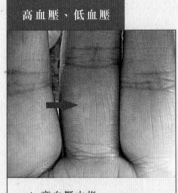

高血壓、低血壓

◆ 高血壓中指
白色異常點（拇指側）

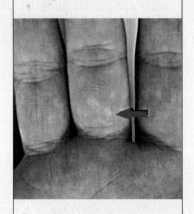

◆ 低血壓中指白色異常點
（尾指側）

腦出血

1. 指甲有出血點。

2. 手指節橫紋處多青筋浮露。

3. 輔助診斷：當上、下唇合緊為一個包者，多患腦溢血。

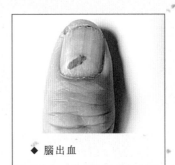

◆ 腦出血

腦動脈硬化

1. 中指近指掌橫紋處有青筋凸起。

2. 耳垂有橫切紋。

3. 頭腦線有「米」狀紋。

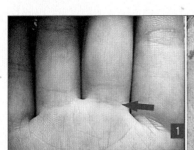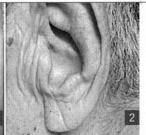

◆ 1. 中指青筋
◆ 2. 耳垂褶紋

腦動脈硬化

高脂血症

1. 五指根部脂肪堆積。

2. 全掌有紅、白色斑點相間。

3. 指頭和掌丘暗紅為血黏稠度高。

4. 眼瞼黃色，皮下結節、血痣。

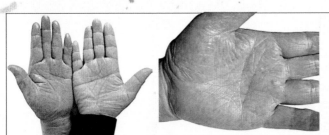

◆ 高血脂手掌紅
◆ 高血脂手掌肥

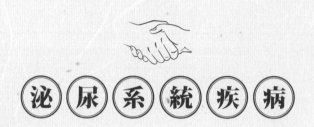

泌尿系統疾病

腎結石

1.生命線尾端斷裂，有干擾線切過。

2.腎區有島紋、「米」字狀紋或色白、凸亮異常點。

泌尿道感染

1.生命線下方形成三角紋和島紋。

2.性線延長伸向感情線。

3.腎區多見青、紅色異常點。

前列腺炎

1.生命線尾端斷裂，有干擾線切過。

2.生命線尾端有魚尾紋。

3.性線彎向感情線。

4.前列腺區有異常斑點、斑點發暗，則小便不暢；斑點白亮，則尿痛；斑點發黃，則腰膝痠軟。

前列腺肥大

1. 生命線尾端有島紋或干擾紋穿過。

2. 前列腺區肥大凸起。

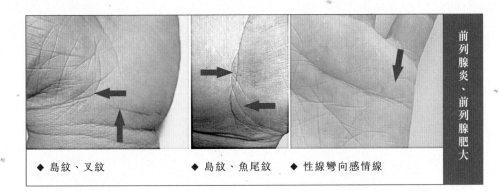

◆ 島紋、叉紋　　　　◆ 島紋、魚尾紋　　◆ 性線彎向感情線

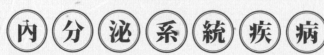

內分泌系統疾病

甲亢

1. 頭腦線呈羽毛、島紋或大量干擾紋切過。

2. 頭腦線和生命線連接部位有島紋。

3. 食指與中指縫下方有暗紅色異常點。

4. 掌色暗、青、紅不均。

5. 輔助全息診斷：眼球突出，眼瞼呆滯消瘦。

內分泌失調

1. 小魚際有大面積潮紅色區。

2. 乾位有干擾紋。

3. 小魚際外緣呈飽滿狀。

4. 生命線向乾位延伸。

5. 坎位多青筋。

6. 輔助全息診斷：

　　（1）人中變淺、變平坦，青暗泛起。

　　（2）面有色素斑沉着，斑越大，色越深，內分泌失調症狀更明顯。

　　（3）足後跟痛。

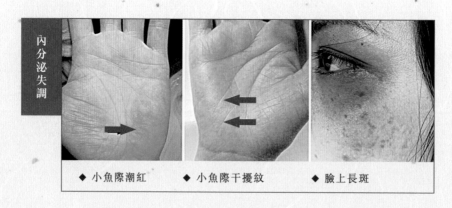

內分泌失調

◆ 小魚際潮紅　　◆ 小魚際干擾紋　　◆ 臉上長斑

糖尿病

1. 乾位有 1～3 條橫紋阻力線。

2. 十指端紅於掌色。

3. 小魚際乾位有彌漫性淡紅色斑點。

4. 輔助全息診斷：

　　（1）半月痕粉紅，邊緣不清。

　　（2）手汗黏性大，大腿特別痠痛。

　　（3）嚴重者出汗時，有一種爛水果的酮臭味。

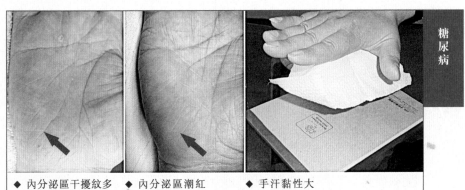

◆ 內分泌區干擾紋多　　◆ 內分泌區潮紅　　◆ 手汗黏性大

糖尿病

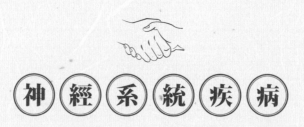

神經系統疾病

頭痛

　　根據手圖定位，中指判斷頭痛。

　　中指根橫紋週圍白色表示頭痛，中指靠拇指側為左側偏頭痛，靠尾指側為右側頭痛，中部為前額和頭頂痛，整個區域偏白色為全頭痛。有紅點為腦出血，青暗點為腦血栓或出血後恢復期，有青筋為腦動脈硬化。第二指節有橫紋則頭暈。

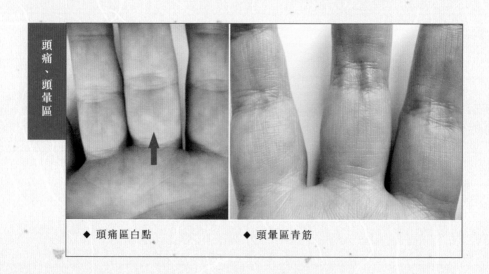

頭痛、頭暈區

◆ 頭痛區白點　　　　　◆ 頭暈區青筋

神經衰弱

1.頭腦線淺淡垂向乾位，尾端有分支或島紋。

2.手掌平坦無脂肪堆積。

3.手指關節大小不等呈漏空指，尾指細。

4.輔助全息診斷：

　（1）臉呈甲字形，前額寬，下巴尖，身體瘦，牙齒少，目
　　　　下暗，眼瞼腫，目內掌常充滿血絲。

　（2）指甲長，甲色蒼白，無半月痕。

　（3）舌淡白，伸舌時舌顫動是神經衰弱的特點。

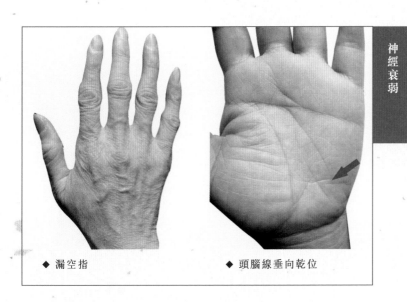

◆ 漏空指　　　　　　　　◆ 頭腦線垂向乾位

神經衰弱

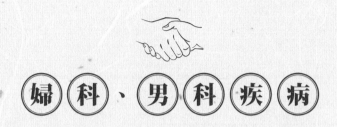

婦科、男科疾病

痛經

1. 生命線末端有「米」狀、「十」狀紋或斷裂。

2. 坎位青筋顯露、青筋紫暗。

月經不調

1. 有青筋穿過腕橫紋，伸向大魚際，腕橫紋變淺、斷裂。

2. 掌色青暗或鮮紅，子宮位有異常點。

3. 生命線尾部有魚尾紋。

4. 輔助全息診斷：眼下發黑（行經時更明顯），上、下眼瞼發紫。

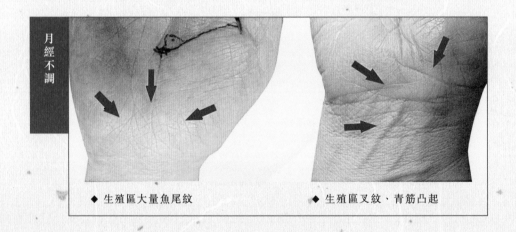

月經不調

◆ 生殖區大量魚尾紋　　　　　　　◆ 生殖區叉紋、青筋凸起

卵巢囊腫、子宮肌瘤

1. 生命線末端有島紋或魚尾紋。

2. 腕橫紋線斷開或不清。

3. 坎位有異常點凸起和叉紋。

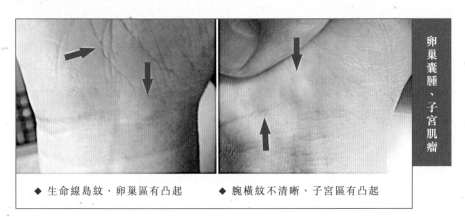

◆ 生命線島紋、卵巢區有凸起　　◆ 腕橫紋不清晰、子宮區有凸起

慢性盆腔炎

1. 生命線尾端魚尾紋變淺分叉。

2. 手腕青筋伸入到坎位。

3. 掌色偏紅、子宮區有晦暗異常點。

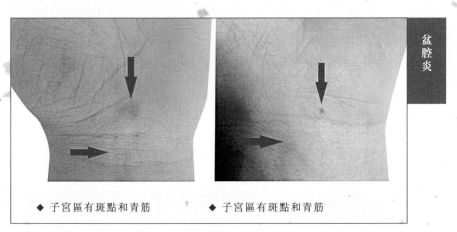

◆ 子宮區有斑點和青筋　　◆ 子宮區有斑點和青筋

乳腺增生症

1. 乳腺區青暗。

2. 肝膽區有青筋或青暗伸向乳腺區。

3. 感情線有分叉伸向頭腦線。

4. 輔助診斷：臉頰多有黑斑。

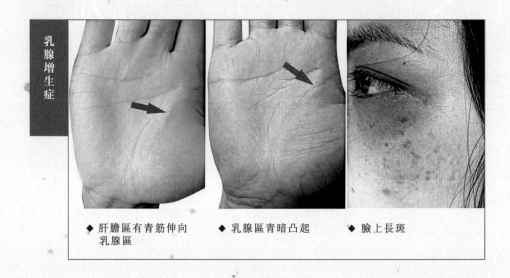

乳腺增生症

◆ 肝膽區有青筋伸向　　◆ 乳腺區青暗凸起　　◆ 臉上長斑
　　乳腺區

不孕不育症

1. 女性不孕症

（1）沒有性線或只有一條性線。

（2）小魚際平坦，尾指不過三關。

（3）腕橫紋有斷裂或模糊不清，或呈「八」字狀。

（4）生命線有斷裂、尾端不完整。

（5）輔助全息診斷：人中溝淺短，形態不一，人中區青暗。

2. 男性不育症

（1）沒有性線或性線淺短、分裂、消失。

（2）生命線短或斷裂。

（3）坤位平坦，尾指細小、不過三關。

（4）僅有3條主線。

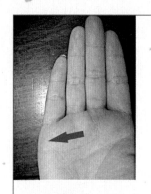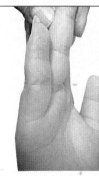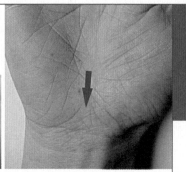

◆ 沒有性線或只有　　◆ 性線不明顯，　　◆ 腕橫紋有斷裂或模糊不清
　　一條性線　　　　　　尾指不過三關

血液、結締組織疾病

貧血

1. 指甲、掌心蒼白，青筋浮現。

2. 生命線淺、短，多有干擾紋切過。

3. 頭腦線上有島紋或分支。

4. 輔助全息診斷：

    （1）面色蒼白，半月痕消失，按壓指甲
       後回血慢。

    （2）舌厚大，舌邊有齒印。

    （3）上唇淡於舌色。

風濕性關節炎

1. 手指關節變形，呈竹節狀。

2. 五指腹上有豎紋出現，豎紋越多越深越
   嚴重。

3. 大、小魚際肌肉鬆軟凹陷。

4. 生命線尾端形成魚尾紋。

風濕性關節炎

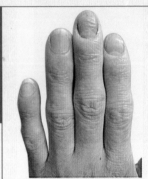

◆ 手指關節變形呈竹節狀

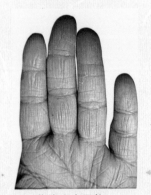

◆ 五指腹上有豎紋

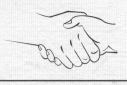

第十一章

手掌經絡全息療法

現代生活，人們工作繁忙，情緒緊張，夜以繼日，多數人帶病工作，得了病也全然不知，直到病情惡化才有感覺，往往已經晚了。實際上，不論哪種疾病，多少與內臟器官都有關聯。因此當人患上某種疾病時，總會出現相應的徵兆。尤其是內臟一旦有問題，馬上發出危險信號，而手掌正是傳達這一信號的敏感區。因而，運用第二指掌骨側這一敏感區進行速診法，便可隨時對自己的身體狀況有個簡單的瞭解。一般的手診，往往因光線、環境、心情、手是否乾淨和各人的工種問題等影響手診的準確率。

如果在手診的基礎上，配合第二指掌骨全息穴位診治法，效果往往是相得益彰，而且更方便、快捷、準確，療效好。

工 具

　　經絡筆，通過專用經絡筆的特定作用，在相對應的手掌全息穴位上加以適度的手法，就能敏感地找出問題，並有治療作用。

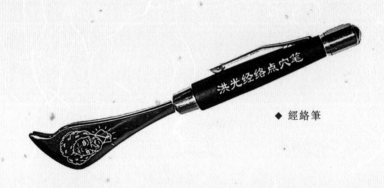

◆ 經絡筆

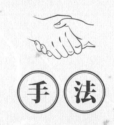

手 法

（1）在手掌全息穴位上，持手刮 45°，在手掌全息定位上用力刮至骨膜，細心感受刮拭時的各種手感，這種手法很容易體現全息穴位的反應。

（2）手法一般順着經絡、臟腑的方向刮拭，關鍵要將手中各種結節刮散。

手 感

在手掌全息穴位診療法中，手感是非常重要的。因為這種手刮的手法，在刮的過程中很敏感把相對應的全息穴位各種症狀反映出來。因此，手法上首先掌握：

（1）要均勻用力才能體現全息穴位上的每一個手感。

（2）要用心去感受每一個細微的感覺。

（3）手感反應常見一種凹凸不平的結節反應和痛點。凹凸不平的手感或痛點，則反映相對應的臟腑部位的症狀。

（4）凹凸不平的感覺和痛點越明顯，則相對應的臟腑症狀越明顯。

（5）通過這種手感反應診斷後，繼續通過手法將痛點消失或將凹凸的結節去除，就能調理相對應臟腑的疾病。

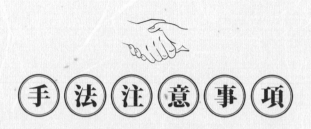

手法注意事項

（1）參照手掌圖的全息部位進行定位診治手法。

（2）要用力均勻，才能找出手掌痛點或根結點進行診斷和治療。

（3）要順着經絡走向或紋線走向，或臟腑生理走向進行刮拭治療。

（4）每次每部位治療務求做到消除痛點或根結點。

◆ 手掌全息圖請參考 p17-18

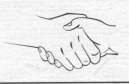

第十二章

第二指掌骨全息診療法

第二指掌骨側速診法的意義，不僅在於不問病而可知病位，更重要的是可以在這些穴位針或按摩治療相對應部位的疾病。方法是在第二指掌骨側與疾病部位相關的穴位上給予恰當的手法刺激，使穴位深層組織有較強的酸、麻、脹、重感為宜。如果運用工具或針刺法，部位准、刺激大，則療效更加迅速。

根據張穎清生物全息診療法的理論，隨着現代科學技術和現代醫學的不斷向前發展，多學科地綜合研究中醫，探討中醫的基本原理也正在蓬勃展開。

　　特別是「生物全息律」的發現，是繼細胞學、進化論、遺傳學之後又一揭示生物的重要普遍規律。這一新理論的誕生，不僅為進一步探索生物體的系統、結構和層次開闢了一個新的領域，而且為提高現代醫學理論的研究水平，特別是為中醫診斷學的原理提供了現代、科學的理論依據。毫無疑問，它是對祖國醫學的重大發掘。

　　祖國醫學蘊含着豐富的全息律思想。手診作為中醫診斷學的一個組成部分，也必然貫穿着生物全息律的思想。從生物全息律看，生物體每一相對獨立的部分在化學組成的模式上與整體相同，是整體成比例地縮小。

　　因而像耳診、面診、足診、第二指掌骨全息穴位診治法等，實際上都是生物全息律的體現。特別是手，同樣其每一特定區域和穴位都包含着整個機體的生命信息，都是構成整體的全息單位（或者叫全息圖），在化學組成上具有相應內臟組織相似程度較大的細胞群，在結構上是整體成比例地縮小。同時也存在着「全息反饋」現象，即手的信息不但可以反映着整體的信息，也可以對整體產生影響和調控作用。因此，通過手部的特定部位，就可以診斷和調節所對應的臟腑和器官的疾病。

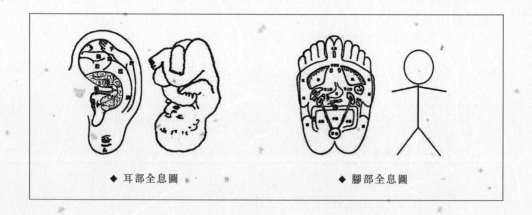

◆ 耳部全息圖　　　　　　　　　　　◆ 腳部全息圖

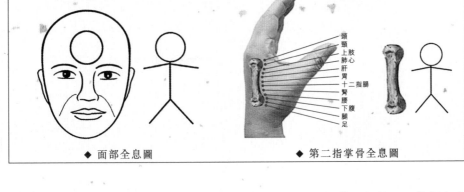

◆ 面部全息圖　　　　◆ 第二指掌骨全息圖

頭
頸
上肢
肺心
肝胃
十二指腸
腎腰
下腹
腿
足

　　中醫學認為，人體的任何一個組織、器官、部位、物質，都是不可能獨立存在，都受五臟所主。任何器官的構成，一種機能的實現，一種物質的生化，都是五臟共同作用的結果。因而中醫在觀察應用生命全息現象時，也具有以五臟為中心的特點。五臟之精微、物質與機體的生命信息，通過氣血等沿着經脈而佈達於週身；而全身各部分的生理病理信息，也通過這種具有生命信息的經氣而傳送於五臟。這樣，就形成了中醫學中以五臟為中心、以氣血精微為載體、以經絡為通道的整體生命觀。這也就是機體任何一個相對獨立的部分都有可能獲得並反映出整個機體的生命信息的原因所在。

　　生物全息穴位系統比傳統的針灸穴位便於記憶，因為全息穴位的排列有着使人不易忘記的規律性。全息穴位是以能夠診斷和治療整體上對應部位的名稱來命名。第二指掌骨側全息穴位的排佈，使每個系統都恰像是一個人整體的大致縮形。

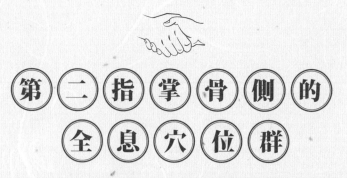

第二指掌骨側的全息穴位群

　　全息穴的分佈特點：頭穴與足穴連線的中點為胃，胃穴與頭穴連線的中點為肺心穴。肺心穴與頭穴連線分為三等份，上 1/3 處為頸穴，2/3 處為上肢穴。肺心穴與胃穴連線的中點為肝穴，胃穴與足穴的中點為腰穴。胃穴與腰穴連線分為三等份，上 1/3 處為小腸穴，2/3 處為腎穴。腰穴與足穴的連線分為三等份，上 1/3 處為下腹穴，2/3 處為腿穴。嚴格而言，整體可以劃分為無數的部位，從而在第二指掌骨側對應着這些無數部位的穴位也是無數的，故此第二指掌骨側的全息穴位群包含着全部整體各個部位的生理、病理的信息。

　　實際應用時，只要從頭穴至足穴依順序按壓一次或數次第二指掌骨側的各穴，根據壓痛點的有無和位置，就能確定它的整體上哪些部位或器官有病或無病，這就是第二指掌骨側速診法。在第二指掌骨側的全息穴上刺激或針或按摩，就可以治療對應部位器官的疾病，這就是第二指掌骨側療法。這種診法和療法統稱為第二指掌骨側生物全息診療法。

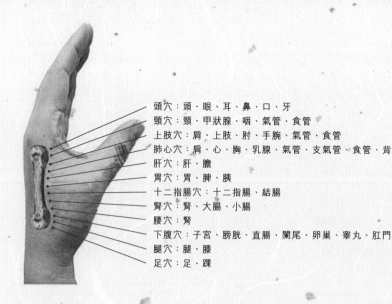

頭穴：頭、眼、耳、鼻、口、牙
頸穴：頸、甲狀腺、咽、氣管、食管
上肢穴：肩、上肢、肘、手腕、氣管、食管
肺心穴：肩、心、胸、乳腺、氣管、支氣管、食管、背
肝穴：肝、膽
胃穴：胃、脾、胰
十二指腸穴：十二指腸、結腸
腎穴：腎、大腸、小腸
腰穴：腎
下腹穴：子宮、膀胱、直腸、闌尾、卵巢、睪丸、肛門
腿穴：腿、膝
足穴：足、踝

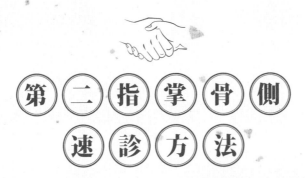

第二指掌骨側速診方法

測試者用手拇指指尖在患者的第二指掌骨側，緊靠第二指掌骨長軸的方向來按壓，即可有一淺凹長槽，第二指掌骨側的全息穴即分佈在此凹長槽內。如果在揉壓某穴時，患者對此穴有明顯的麻、脹、重、酸、痛的感覺；並在此穴稍用力按壓，患者就會因不可忍受而發生躲閃、抽手等躲避反應。不同的壓痛反應可提示：

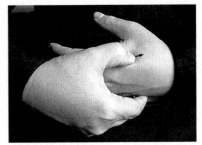

◆ 第二指掌骨側推法

（1）如果某一穴位有壓痛點，則此穴所對應的同名部位或器官或這一部位所處的橫截面上鄰近的其他部位器官有問題。

（2）左手第二指掌骨側穴位壓痛反應較右手的同名穴位強，表明在整體是左側病較重或病在左側，稱為同側對應原則。

（3）如果肝穴有壓痛，除說明肝有問題外，還可遵循中醫學所揭示的臟腑所主部位或器官的規律，肝開竅於眼，推斷相關的眼有病、口苦口乾等，稱為臟腑所主原則。

（4）根據壓痛點的反應診斷虛實：以痛反應為主的多為實證，以酸反應為主的多為虛證。例如，有一瘦弱患者，在第二指掌骨側穴位按壓時，在胃穴上表現出特別酸脹的反應，故診斷為脾胃的問題，但患者卻堅持認為自己從來沒有胃病，胃口正常並且能吃，不過一日有 2～3 次大便。其實這正是脾胃的虛證，消化功能差，一日大便 2～3 次，說明食物只不過借道而行，吸收功能並不強，故人很消瘦。

（5）關鍵是找異常點。第二指掌骨側速診時，自己手感和對方的反應是非常重要的。例如，按壓時全指掌骨大部分不痛但卻有一個痛點，這個點就是異常點。反過來，如果全指掌點都痛，但只有一個點不痛，這個就是異常點。

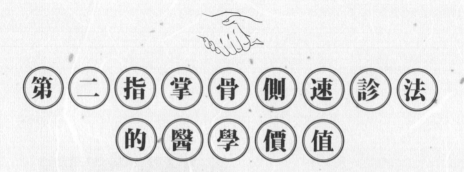

第二指掌骨側速診法的醫學價值

　　根據第二指掌骨側這樣一個小的區域瞭解整個機體各部位的狀況，對醫生來說，第二指掌骨側速診法可作為一種診斷手段，以防誤診，並可以根據第二指掌骨側最敏感的壓痛點來確定疾病的最主要部位，從而分清主次，重點治療。對於不是醫生的一般人來說，則可隨時隨地用第二指掌骨側速診法簡便地瞭解自己身體各部位和器官的健康狀況。由於掌骨側穴位分佈所反映的是從頭到腳的全身信息，所以在把握機體的病症時，掌骨側診斷的價值很高。

數碼變頻全息手診儀

數碼變頻全息手診儀，是根據人體經絡全息穴位疾病低電阻性的特點，通過高科技電子集成電路研究而成，具有自動檢測人體穴位特性、自動檢測身體素質和對手掌全息定位進行亞健康和疾病診斷的功能，非常適合手診特徵不明顯時的進一步測定和檢測，使觀手和檢測相得益彰。

張延生《氣功與手診》手圖

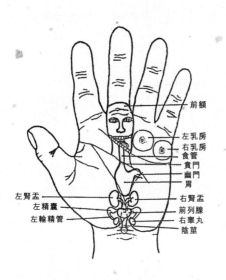

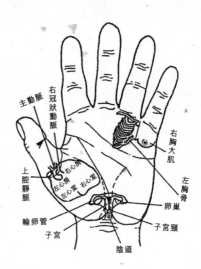

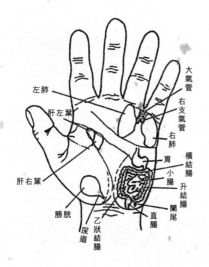

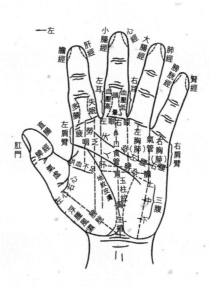

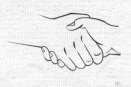

第十三章

家居手療

根據《觀手知健康——經絡全息手診》
DVD 整理——汪衛真

很高興由我來給大家介紹《觀手知健康——經絡全息手診》的家庭保健手療知識。學會手療有兩大益處，第一是自己怎樣通過手療來解決自身的問題；第二是用手療去關心和幫助他人，特別是家人和親朋好友。

案例

這是去年發生的故事。當時我隨同蔡洪光老師去新疆講學，課間有一位學生非常熱情邀請我們晚上與他家人一起吃飯。席間發生了一件事，讓我今生今世很難忘記。吃飯的時候，這位學生的父親非常客氣，捧着酒杯過來跟我和蔡老師敬酒。他舉起酒杯走到我們面前的時候，突然有一件意想不到的事情發生了。這位老人舉着杯的手突然快速地抖動起來，那個酒杯就一下子跌落在地上。當時我很驚訝，還以為老人可能是因為其他的原因一下子讓他的酒杯掉落了。結果完全不是這樣，這位老人在掉落酒杯的同時，手還不停地抽搐起來。

出於一種職業的敏感，我迅速地抓起老人的手，告訴他不要驚慌，馬上坐下來，然後我順手就從飯桌上拿起了一個湯勺，這裏剛好有一杯白酒，就馬上潑在老人的手上並迅速地刮拭起來。通過幾分鐘的刮拭，這位老人的手慢慢就緩解、輕鬆了。這一個故事讓我十分感慨，手療竟然這樣無形地幫助了一位老人。後來，老人去醫院檢查之後，很慶幸的是沒有發現什麼大問題。他的小孩第二天還專程過來感謝我們，說為他的父親渡過一劫。

手療的工具

做手療除了手的操作之外，還必須有一些工具，除了專業工具外，還可以就地取材，比如湯勺、牛角刮板、牙刷、各種筆類、小梳子，等等。這些小工具，如果在日常生活中應用，將會起到很神奇的效果。

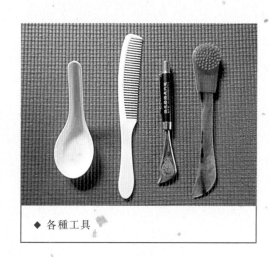

◆ 各種工具

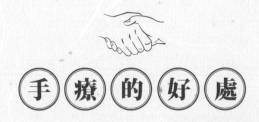

手療的好處

手療在日常生活中能起到診斷、治療、保健、護理的作用，確實是一套很好的養生方法。那麼手療給人們帶來的效果是什麼呢？我總結以後，大概可以分為六大方面：

指甲外觀的改變

經常做手療，特別刺激井穴後，不僅可以改變手形、指形，還可以改變指甲的外觀。

手部皮膚的改善

很多女性朋友都知道，自己的先生和週圍關心的不光是她們的面孔，還有一個最重要的就是她們的雙手。她們的雙手天天和別人打交道，見到朋友第一時間就是伸出雙手，所以女性雙手的感覺是非常重要的。通過長期的手療，雙手會變得更加的漂亮。

消散黑斑、青筋

在大部分人身上都會看到很多手部的一些特別的異常點，比如黑斑、青筋，這有礙於觀瞻。通過手療，你會發現對黑斑、青筋的改善是非常明顯的。

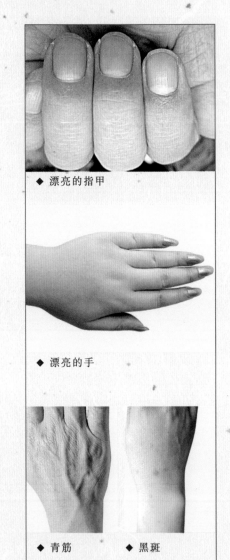

◆ 漂亮的指甲

◆ 漂亮的手

◆ 青筋　　◆ 黑斑

頭部問題的改善

根據手指全息反射區的原理，尾指屬腎主後頭痛，無名指屬三焦主偏頭痛，中指屬心包主頭頂痛，食指屬大腸主前頭痛，拇指屬肺主全頭痛。因此手療不但對頭部有很好的理療效果，而且還對五指所對應的臟腑也有很好的保養作用。所謂：指趾頭多揉揉，失眠頭痛不用愁。

頸肩問題的改善

現今社會緊張的工作，很多的朋友經常會有肩頸方面的問題。日常保健除了做一些比較必要的肩頸動作之外，通過手療也可以達到很好的保健效果。

咽喉問題的改善

我特別有感受的就是，手療對治療和保養咽喉很有效果。我先生要經常外出講課，但是他對各地的飲食和氣候也非常敏感。我隨他出去的時候，他咽喉經常會不舒服，這時我就特別喜歡給他用手療去處理。一經手療，經絡暢順，咽喉輕鬆了。

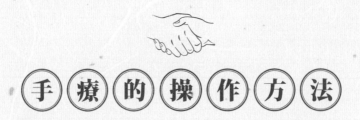

手療的操作方法

五指拉伸旋轉

　　做過足療的朋友們特別有感受，一般做完足療後，最明顯感覺到腿部很輕鬆。手療亦是同樣，做完後最明顯的效果就是頭部的放鬆效果是非常明顯。故此建議從事腦力勞動者，特別是從事計算機、會計、工程設計等工作者，還有一些思慮特別多、睡眠不好的人，學會手療的基本操作方法，對解決大腦的疲勞會帶來很好的效果。因為手上的五個指頭，代表了頭部的幾個重要的部位。根據手指的反射區，當發現整個頭部不舒服、思維特別不敏感和疲倦的時候，就一定要用手療去揉按大拇指。首先，使用拉伸手指法，即術者以食指和中指夾住對方的拇指指根，然後向指甲方向拉伸，拉的時候一定要有點力度。當反復拉伸到手指發熱時，就可以轉為旋轉拉伸，即術者從對方拇指根開始逐步往指甲方向有力度地、慢慢地旋轉上去，就像擰螺絲一樣地旋轉。再重複這個動作，力度以大拇指有點微痛為好。這樣旋轉拉伸 5~10 次後，這個大拇指很快就會潮紅發熱，氣血就上來了，經脈暢通，頭部立刻就感到清醒。做完了大拇指以後，其他的手指都以此類推。這樣的一拉伸一旋轉，相當於把頭部的經脈疏通了一遍，把頭部保養了一遍。

　　至於拉伸旋轉要做多少次，關鍵是看個人的體質。有的人體質好、氣血循環好，特別手是溫暖的，做了幾次後你的手就會很舒服了。而手腳冰涼的朋友，就要多做幾次，做到手指完全發熱為止。

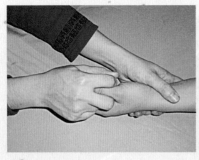

◆ 拉伸手指法

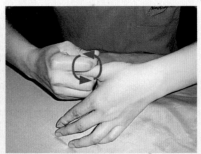

◆ 旋轉拉伸法

指端開穴

做完拉伸旋轉後，接着就要做指端開穴了。不要小看小小的指端，它在中醫經絡學是非常重要的。因為指甲角的兩側是經絡的一個井穴，它是人體經絡的一個陰陽交替、至關重要的交通要道。故此經常按壓指甲兩側的這些井穴，對人體髒與腑之間的溝通非常有效。做指端開穴有兩種方法：

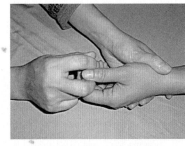

◆ 井穴按壓

井穴按壓

術者用中指和食指夾住對方指甲兩側的井穴，根據對方能承受的疼痛，用適度的力量來按壓。通則不痛，痛則不通。指甲兩旁的井穴有痛，一般都能真實地反映相對應頭部有頭痛問題。

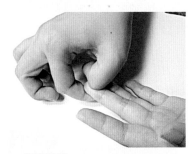

◆ 指腹按壓

指腹按壓

術者大拇指彎曲，頂住對方的手指腹，稍加用力按壓。如果對方有筋結，指腹下方會有很多凹凸不平的感覺，並會跟隨着術者手法的移動而疼痛。這時術者就可以用點力，把這些筋結點、痛點打散。

如此類推，我們的每一個指腹都可以用這一套方法疏通經絡，促進微循環的暢通。這樣，就完成了五指的基本保養。

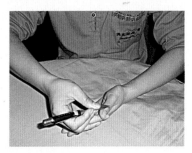

◆ 經絡筆刮拭

當然除了手法之外，如果配合一些專用工具效果就更好。用一些專業的手療工具來加強力度，可以加強療效，減輕操作的強度。這些工具使用也非常簡單，就像介紹的手法一樣，只是改用工具在每個指頭的井穴進行點穴刮拭而已。日常生活中，除了專用經絡筆外，還可以用梳子、牙刷、湯勺等當作工具去做。

手掌全息保養

　　手療的另一部重要作用，就是對手掌進行保養。根據經絡全息理論，手掌從上往下分為三區，即上焦區、中焦區、下焦區。這三個區蘊藏着一個人五臟六腑的重要生命信息，對手掌進行有效的保養，就相當於把五臟都進行了很好的保養。

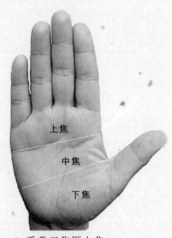

◆ 手掌三焦區上焦

上焦區保養

　　上焦區，以呼吸系統為主。日常中經常需要保養是咽喉反射區、疲勞反射區、頭面反射區，特別是肺、支氣管炎反射區。首先是在疲勞反射區的部位進行刮拭，刮的時候力度稍微往下沉；接着到頭面反射區和咽喉反射區，刮拭重點是咽喉反射區，可以加點力度。接下來就是胸肺反射區，如果經常有一些支氣管炎問題的人，可以在這個部位沉點力度往下刮拭，一定要把這個區的結節打散。這幾個區刮完以後，還有一個重要部位值得注意，就是手掌和五指之間有個叫指根的部位。別小看這個部位，它積集的青筋和廢物以及堵塞點是最多的，因而叫八邪區。做手療如果在這兒下點工夫，就會有意想不到的效果。

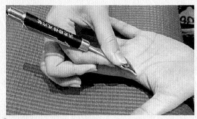

◆ 疲勞反射區保養

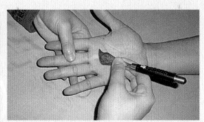

◆ 頭面反射區保養

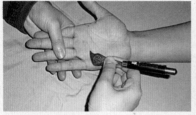

◆ 胸肺反射區保養

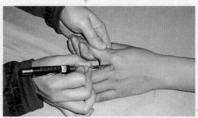

◆ 八邪區刮拭

中焦區保養

中焦區是非常重要的肝、膽、脾、胃反射區，還有非常重要的心臟反射區歸都屬於這個區域。故此，這個區域一定要很用心地去做。做中焦區保養時，首先要做一下心臟反射區。心臟反射區雖然在大魚際上大約一個拇指大的範圍，刮拭時要集中在整個區域，可以用點力度來刮。如果一直刮到大魚際至腕橫紋處，就是脊柱反射區，肩頸部、腰腿部、下肢部都可以很好地用這一套方法來保養。這個部位做完後，就開始刮中焦了，刮拭時也是一樣要沉下來。特別是肝膽反射區。情志抑鬱時青筋就會凸現，這時女性朋友們要特別注意，你可能會有一些乳腺增生了。如果發現有青筋扭曲或者暗黑色的，真的是要關心一下自己的乳房問題了。日常生活中你可以用這一套方法進行保養，即在手掌肝膽反射區、乳房反射區進行刮拭或者是加點力度揉按這個部位，這也是對乳房簡單的保養。

接下來就是要做脾胃反射區的保養了。有些人吃了食物以後，總覺得胃脹、胃不舒服或者是消化不良，日常生活中就可以經常刺激這個部位。中焦區還有一個最重要的部位，那就是小魚際的大腸、小腸反射區。刮這個區域時，儘量刮到手掌和手背的赤白肉交接線上的部位中。

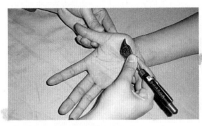

◆ 心臟反射區保養

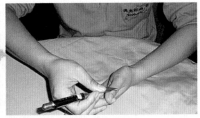

◆ 脊柱反射區保養

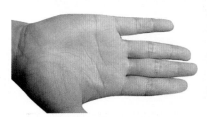

◆ 肝膽反射區青筋

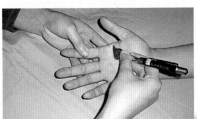

◆ 乳房反射區保養

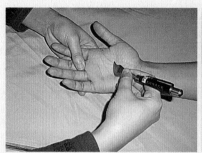 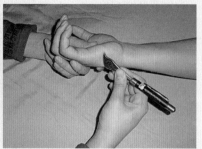

◆ 脾胃反射區保養　　　　　　　　◆ 大腸、小腸反射區保養

下焦區保養

　　下焦區主泌尿生殖、內分泌及腰眼問題。對於這一個區域，無論男女都是非常重要的。因而，刮拭它的時候要特別地重視，就是要儘量地刮到腕橫紋以下，這對泌尿生殖、內分泌系統都有很好的保養作用。如果有婦科炎症或者泌尿生殖系統問題的，也可以在日常生活中或做家務清閒之餘，經常有意識地刮拭刺激它。特別是內分泌失調的人，常見小魚際下方出現泛紅症狀，女的就要注意內分泌失調、更年期綜合征，男的就要注意糖尿病了。此時就要經常刮拭這個區域來保養。

　　總之，在日常生活中，也可以用梳子來刮拭，但梳的時候加點力度來刺激它。另外，可以用湯勺來刮拭，做的時候勺子呈 45°，刮起來就非常舒服和流暢、又快又輕巧。只要掌握了《觀手知健康》的手掌全息圖之後，運用幾種簡單的工具，只做幾個動作，就完成了五臟六腑反射區的整體保養了。

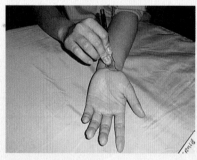 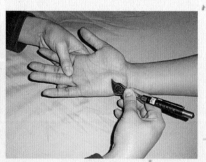

◆ 生殖反射區保養　　　　　　　　◆ 內分泌反射區保養

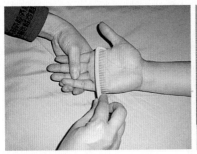

◆ 用梳子刮拭

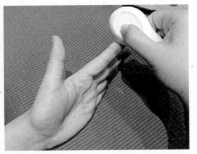

◆ 用湯勺刮拭

手背部手療保養

　　手背部是經常裸露在外面的，我經常看見很多女孩子戴金銀首飾的時候，非常欣賞地看着自己的五個指頭。我也很欣賞自己的手，雖已 40 多歲了，但覺得自己的手還是非常不錯，這有賴於經常做這個手背的保養動作。那麼，手背部手療保養的動作應如何呢？它取決於動作一定要舒緩、流暢，不要太過地去刺激它。通常採用捏按法，即用雙手大拇指併攏，握住對方手背，用點力度按壓，然後逐步往外分，也可以從上往下來做，重複做完這個動作。這個手法對緩解手的疲勞是很有效的。另外，也可以採用手療工具來保養。手背肩頸反射區，在用工具的過程中要特別仔細，刮拭重點是握起拳頭的中指凸起的兩側。這個反射區代表了肩、頸部位，刮拭這個反射區，就等於保養肩部和頸部了。

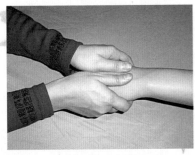

◆ 腰背反射區保養

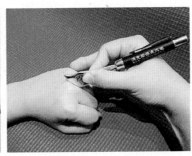

◆ 頸肩反射區保養

如果發現哪個部位有很多的筋結點或者很不舒服，就要用點力度慢慢地把它打散，逐步達到保養的目的。如果你認真觀察，手背上如果還有一些凹槽，這又怎麼處理呢？可以用專業的手療工具來刺激它，可以邊刺激邊揉按；也可以用手指來點按、推動，一點一點地點按，一點一點地分推，這樣就可以很好地把手背保養了一遍。

當然，也可以用其他的工具（如筆）來刺激它，這是最快的、最簡單的方法了。但值得提醒一下，在刮的過程中如果能配合一些保濕的乳液、護膚品，抹在手背上來一起使用，以免刮傷了皮膚，效果也會更好。刮拭全部做完以後，還有一個非常重要的收尾工作，就是要對腕關節部位進行一些收尾的活動手法。在做了這麼多的手法後，這個關節部位，這個關節部位，肯定會有些疲勞感，這時能進行左右揉按放鬆，馬上就會覺得非常輕鬆和舒緩了。也許有些朋友會有這種體驗，有時手很硬很脹，甚至五指都很難張開。人體經絡在五指之間及手背、手掌之間各有一個很重要的穴位，左右手各四，合稱為八邪穴。八邪穴是人體邪氣出入之所，也是手指活動調節的關鍵所在。當手指越來越緊不能活動，甚至黏在一起不能張開，就是向我們報警了。這時就要學會掐八邪穴了。手法是對方五指張開，術者用拇指、食指掐着手指間的指蹼，用力往外拉就可以了。這樣一個穴位、一個穴位地做，做完後你會發現，手指非常輕鬆和舒服，頭腦也很清醒了。

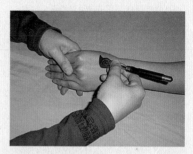

◆ 刮手背

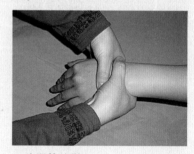

◆ 腕關節放鬆

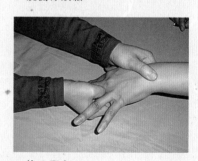

◆ 掐八邪穴

後　記

　　俗話説：螞蟻搬家，大風雨要來了。手是一個身體內部發生問題最能敏感反映出來的部位。正因為是手能反映出人體內一些微小的敏感變化，這增加了手的神秘性和觀手的難度，許多微小的變化是很難用相機準確地表現出來，因而書中的圖片僅供參考。

　　不過通過這半年的資料整理，又能讓我溫故而知新，只要用心看多了，就會找出一些規律性的東西和裏面的奧秘，對人的遺傳、生理、病理、個性和人生的各種發展，甚至對一些手診以外的知識增加了許多瞭解。

　　為什麼有些小孩總是傷風感冒、咽喉炎經常發作，甚至反復發燒？又為什麼有些小孩總是不想吃飯和總是尿床？為什麼有些人不能喝酒、不宜吸煙？為什麼有不少男人斷掌，有不少女人川字掌？實際上基因的信息早就用掌紋的標記告示了我們：每一個人有不同的遺傳信息，通過掌紋遺傳的標記，實際上就是決定了我們的生活習慣不能違反這種遺傳規律的表達。正如一些水生植物，如水稻就適宜在水裏生存；一些旱地植物，如仙人球就一定要在乾旱中生存一樣。同樣，日常生活環境和習慣一旦違反了它的遺傳表達方式，身體就會有不同的疾病表達方式，影響了人的生命健康，還會由此影響了人的性格變化，甚至影響到人一生的發展。故此手是人體最敏感、最能預感的部位，這也是最值得人生去關注和研究的地方，也是研究手診最大的奧妙。

　　自然規律告知我們：適者生存。佛家為什麼要修行，就是不斷地要修正自己的行為去適應自然的規律。縱觀道家、佛家以及一些養生家，就是通過自覺與不自覺地修行達到天地和人之間的和諧。這些人能很好地生存於天地之間，甚至能盡享天年。因而這些人很難百病加身，更不容易發生奇難雜症和腫瘤。

現代人體科學研究是從人體內部最小的地方──基因開始，而研究人體內部基因在外候的表達可以從掌紋開始；研究甲骨文與古人溝通，研究英文與外國人溝通，研究掌紋與體內溝通。通過研究手診，透過現象，用心思考，看破真相，發現真理。

　　現在養生學說百花齊放，說教滿天飛，究竟要信誰？實際上每個學說、每個專家，都只不過是談了自己的經驗和見解，應該只是提供參考。鳳凰電視台就相當明智地說：以上內容僅代表嘉賓個人意見，與本台無關。同樣，各種專家說教僅代表其本人體會和見解，並不一定就代表養生文化。許多人養生講得很好，但自己養生就不怎樣。所以，不管別人說什麼，自己感覺最重要。故實踐出真知，養生靠自己。

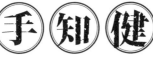

作者
蔡洪光

編輯
Pheona Tse

美術設計
Venus

排版
辛紅梅

出版者
萬里機構出版有限公司
香港鰂魚涌英皇道 1065 號東達中心 1305 室
電話：2564 7511
傳真：2565 5539
電郵：info@wanlibk.com
網址：http://www.wanlibk.com
　　　http://www.facebook.com/wanlibk

發行者
香港聯合書刊物流有限公司
香港新界大埔汀麗路 36 號
中華商務印刷大廈 3 字樓
電話：2150 2100
傳真：2407 3062
電郵：info@suplogistics.com.hk

承印者
中華商務彩色印刷有限公司
香港新界大埔汀麗路 36 號

出版日期
二零一七年十一月第一次印刷
二零一九年五月第二次印刷